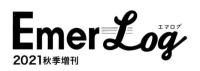

2021秋季増刊

ナース・研修医のための

救急・ICU
で使う
ME機器

編集

竹内一郎

横浜市立大学 医学部 救急医学／
高度救命救急センター 主任教授

MC メディカ出版

はじめに

　2020年冬、中国武漢から広まったSARS-CoV-2（Severe Acute Respiratory Syndrome Corona Virus 2）による感染症COVID-19（Coronavirus Disease 2019）は全世界に広がり、人々の社会環境を大きく変え、医療現場にも多大なる影響を与えています。

　COVID-19患者が増加して第5波となっている本邦では、COVID-19患者の対応とともに外傷や心筋梗塞などのCOVID-19以外の疾患への治療との両立が求められています。そのためには限りある救急・集中治療のベッド、マンパワーなどのリソースを適切に配分し、持続可能なシステムを構築していくことが重要であり、その鍵は「チーム力」です。

　救急・集中治療領域では特に24時間の対応が求められることから医師、看護師、MEなどの各専門家による適切な役割分担と共通認識が必用となります。そこでEmer-Log 2021年秋季増刊号では「救急・ICUで使用するME機器」を取り上げます。特に今回は社会情勢を踏まえて、COVID-19患者にME機器を使用する際の注意点についても別に項目立てしています。それぞれの項目は今まさに臨床現場の第一線で活躍中の方々に解説をお願いしました。

　Part 1ではそれぞれの機器の特徴から基本原理まで俯瞰的に学びます。それを受けてPart 2では実際の症例をベースに、「いかに臨床現場でそのME機器を活用していくか」という観点から実際の現場で役立つTipsを交えて解説いただきました。付録としてME機器によるCOVID-19患者の集中治療管理に役立つ動画も用意しました。

　この増刊号を目の前の患者さんの治療にあわせて繰り返し参照していただくことでそれぞれのME機器の理解が深まるでしょう。それが救急・集中治療を必要とする患者さんへのよりよい治療につながり、同時にCOVID-19とCOVID-19以外の疾患への治療を両立した体制整備の一助となることを期待しています。

2021年9月

横浜市立大学 医学部 救急医学 / 高度救命救急センター 主任教授

竹内一郎

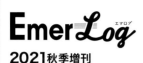
2021秋季増刊

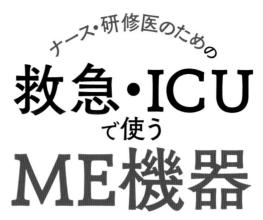

ナース・研修医のための
救急・ICU
で使う
ME機器

CONTENTS

Part 1

救急・ICUで使うME機器をまとめてチェック！

Part 2

救急・ICUの呼吸・循環管理ケーススタディ

表紙・本文デザイン／HON DESIGN
本文イラスト／福井典子　表紙イラスト／ヤマサキタツヤ

執筆者一覧

編集	横浜市立大学	竹内一郎

web動画	横浜市立大学	小川史洋

Part 1

1	済生会横浜市東部病院	森實雅司	
2	横浜市立大学附属市民総合医療センター	土橋克彦	
3	日本医科大学付属病院	中山拓也	鈴木健一
4	横浜市立大学附属病院	大髙勝義	
5	横浜市立市民病院	相嶋一登	

Part 2

1	済生会横浜市南部病院	島田航輔
2	横浜市立市民病院	佐藤公亮
3	横浜市立大学附属病院	大井康史
4	横須賀市立うわまち病院	内倉淑男
5	新潟大学医歯学総合病院	中川智生
6	横浜市立大学附属病院	武田知晃
7	横浜市立大学附属市民総合医療センター	野垣文子
8	国立病院機構 横浜医療センター	吉田 敦
9	国立病院機構 横浜医療センター	鈴木誠也
10	横須賀共済病院	土井智喜
11	横浜南共済病院	祐森章幸
12	東京都立多摩総合医療センター	大田聡一
13	神奈川県立循環器呼吸器病センター	中山尚貴
14	横浜市立大学附属市民総合医療センター	桐ヶ谷 仁
15	横浜市立大学附属市民総合医療センター	大矢あいみ
16	横浜市立大学附属市民総合医療センター	白澤 彩
17	横須賀共済病院	嶽間澤昌泰
18	横浜市立大学附属病院	三澤菜穂
19	横須賀共済病院	横井英人
20	国立病院機構 横浜医療センター	大塚 剛

新型コロナウイルス感染症の集中治療管理
～ 未曾有のウイルス感染症にどう対応するか? ～
― ME機器・呼吸管理を中心に ―

小川史洋　横浜市立大学 医学部 救急医学 助教

web動画にて、以下の内容を解説します。

〈講義内容〉
- ●新型コロナウイルスについて
- ●集中治療病棟での感染防御・感染管理
- ●COVID-19肺炎に対する呼吸療法
- ●COVID-19重症度と呼吸管理
- ●重症管理中のME機器の使用について

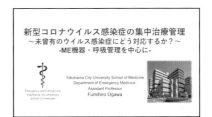

▶ WEB動画の視聴方法

WEBページにて動画を視聴できます。以下の手順でアクセスしてください。

■メディカID（旧メディカパスポート）未登録の場合
　メディカ出版コンテンツサービスサイト「ログイン」ページにアクセスし、「初めての方」から会員登録（無料）を行った後、下記の手順にお進みください。

https://database.medica.co.jp/login/

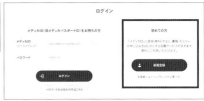

■メディカID（旧メディカパスポート）ご登録済の場合
①メディカ出版コンテンツサービスサイト「マイページ」にアクセスし、メディカIDでログイン後、下記のロック解除キーを入力し「送信」ボタンを押してください。

https://database.medica.co.jp/mypage/

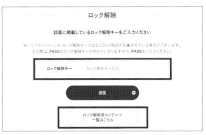

②送信すると、「ロック解除されたコンテンツは下記でご覧いただけます。下の一覧ボタンを押してください」と表示が出ます。「ロック解除済コンテンツ一覧はこちら」ボタンを押して、一覧表示へ移動してください。
③一覧の中から視聴したい番組（本書）のサムネイルを押すと、本書の動画がすべて表示されます。
④視聴したい動画のサムネイルを押して動画を再生してください。

ロック解除キー　mekiki2021

※「ロック解除済コンテンツ一覧はこちら」では、以前にロック解除した履歴のあるコンテンツを全て表示しています。

＊WEBページのロック解除キーは本書発行日（最新のもの）より2年間有効です。有効期間終了後、本サービスは読者に通知なく休止もしくは終了する場合があります。
＊ロック解除キーおよびメディカID・パスワードの、第三者への譲渡、売買、承継、貸与、開示、漏洩にはご注意ください。
＊図書館での貸し出しの場合、閲覧に要するメディカID登録は、利用者個人が行ってください（貸し出し者による取得・配布は不可）。
＊PC（Windows / Macintosh）、スマートフォン・タブレット端末（iOS / Android）で閲覧いただけます。推奨環境の詳細につきましては、メディカ出版コンテンツサービスサイト「よくあるご質問」ページをご参照ください。

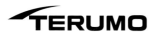
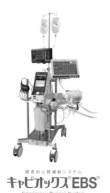
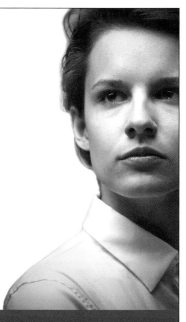

Part 1

救急・ICU で使う ME機器を まとめてチェック！

1

呼吸のアセスメントに使うME機器

森實雅司 済生会横浜市東部病院 臨床工学部 係長

はじめに

　呼吸アセスメントでは、呼吸様式や呼吸音など定性的な指標と、呼吸数や換気量、経皮的酸素飽和度（SpO_2）や呼気終末二酸化炭素分圧（$P_{ET}CO_2$）などの数値化してアセスメントする指標が用いられます。本稿では、数値化してアセスメントに使用する指標の機器として、パルスオキシメーターとカプノメーターについて解説します。

パルスオキシメーター

使用目的

　パルスオキシメーターは、経皮的にSpO_2と脈拍数を測定する機器です。SpO_2は病院内や在宅医療、災害現場の他、新型コロナウイルス感染症患者のホテルや在宅での療養中にも使用されている、「第5のバイタルサイン」とも呼ばれる指標です。

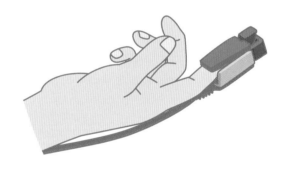

使用方法

　パルスオキシメーターは発光部と呼ばれる光を出す部分から赤色光と赤外光の2波長の光を出し、受光部と呼ばれる受けの部分で光の変化を認識します（**図1**）。赤色光は酸素と結合していない還元ヘモグロビンに吸収され、赤外光は酸素と結合する酸化ヘモグロビンに強く吸収されます。この特徴を利用して、センサーが受光する光の比率から酸化ヘモグロビンと還元ヘモグロビンの比率を割り出し、SpO_2を算出します。

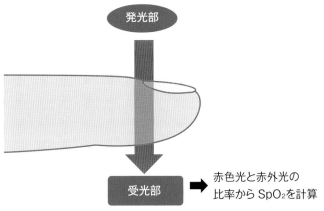

赤色光と赤外光の
比率からSpO₂を計算

図1　パルスオキシメーターの原理

適応・禁忌

適応

　パルスオキシメーターは、急性や慢性の呼吸不全の患者、集中治療室や手術室での連続モニタリングなど、さまざまな患者に使用されています。

禁忌

　パルスオキシメーターに禁忌はありませんが、外傷や熱傷などで指先などにそもそも装着できない場合は測定できないことがあります。また、以下の場合には正しく測定できない可能性があります。

- ・脈波が小さい（末梢循環不全など）
- ・激しい体動がある
- ・異常ヘモグロビンの量が多すぎる（COHb、MetHb）
- ・マニキュアをしている（特に緑色、青色、茶色、黒色）
- ・インゴシアニンブルーなどの色素を注入されている
- ・心肺蘇生処置をしている
- ・ECMOやImpella、VADを使用して脈波がない

■取り扱いのポイント

　適切に測定するためのコツは、センサーの発光部と受光部を向かい合わせにして、無理に圧迫することの無いように装着することです。取り扱いのポイントとして以下のものがあります。

患者にあわせたプローブ選択

　パルスオキシメーターのプローブは、そのほとんどがクリップ式であるリユーザブルタイプとテープ式のディスポーザブルタイプの2種類があります。リユーザブルタイプは主に成人の、ある程度指の大きな患者で使用されることがほとんどで、この多くは新生児・小児などでは使用できません。患者の体重にあわせてディスポーザブルタイプを選択することが多くあります。

発光部と受光部は向かい合わせる

　発光部と受光部が向き合っていない、指が分厚すぎて光が届かないなどの場合は測定不能や誤作動の原因となります。発光部と受光部は互いに向かい合っているか、受光部にちゃんと光が届いているかを確認しましょう。

動脈の脈波が検知できるか

　主に体動によるブレで脈波の検知ができなくなり、測定不能や誤作動アラームの原因になることがあります。末梢循環不全で低灌流になっていても脈波が測定できず、測定不能になります。患者の指先を見て、循環が悪くないか毎回必ずチェックしましょう。

　指で測定する場合、爪の生え際は脈動成分が大きくSpO_2の測定に適しています。しかし、発光部が爪より奥になって関節部位に位置してしまうと脈動成分は小さくなるので測定には適していません。

受光部に他の光が入るとパルスオキシメーターは混乱する

　体動でセンサーがズレたり、装着部位に対してセンサーのサイズが不適切であったり、センサーの粘着性が劣化して隙間ができていると、外光の影響を受けて測定不良になったり、誤測定してしまう可能性があります。受光部に隙間ができていないか必ず確認しましょう。

装着部の圧迫はダメ

　センサーによって強く圧迫されると、静脈拍動が生じて測定値が不正確になることや、低灌流のわずかな動脈拍動を潰してしまい測定不能になることがあります。特に末梢循環不全の患者に使用するときには、センサーがきつく指を締めていないか確認しましょう。

　末梢循環不全の患者にクリップ式のリユーザブルタイプに使用すると、圧迫が強すぎて正しく脈波を検出することができないことがあります。この場合はテープ式のディスポーザブルタイプを選択することもあります。

カプノメーター

使用目的

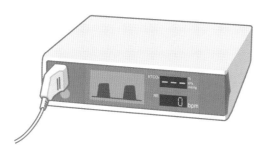

　カプノメーターは$P_{ET}CO_2$と呼吸数をモニタリングする機器です。$P_{ET}CO_2$は正しく測定が行えれば動脈血二酸化炭素分圧（$PaCO_2$）に近い値になります。ガス交換に関与しない気道部分で希釈されるため、口元の$P_{ET}CO_2$は$PaCO_2$と比べて2～5 mmHg程度低くなるとされています（図2）[1]。

　カプノメーターは赤外線を二酸化炭素が強く吸収する性質を利用しています。呼気が通過する管に赤外線を当てると、赤外線は減衰します。赤外線の変化から二酸化炭素の濃度を連続的に測定することで、数値だけでなく波形（カプノグラム）が、現在の換気の状態や気道・気管チューブなどで発生するトラブルをすぐに反映するため、呼吸療法中のモニタリングとして重要視されています。

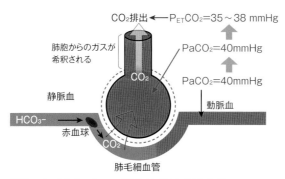

図2　カプノメーターの原理（文献1を参考に作成）

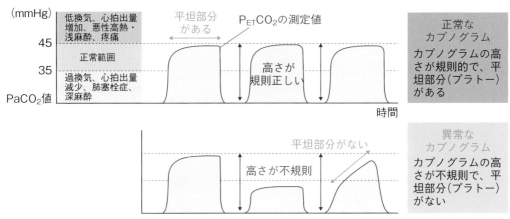

図3　カプノグラムの見方（文献2より転載）

使用方法

　カプノメーターは、人工呼吸器装着中の患者によく使用されています。測定に使用するキュベットを気管チューブと人工呼吸器回路の間に組み込むことでモニタリングを行います。また、気管挿管されていない自然気道の患者でも使用されることがあります。この場合は、専用の鼻カニューラを使用します。

適応・禁忌

　カプノグラムは、患者の呼吸・循環に大きく影響を受けます。換気に対して肺血流のバランスが悪くなるとき（肺塞栓や肺血流の減少、心停止など）、カプノグラムのプラトーな部分（平坦な部分）は低下します。また、肺血流に問題はなくても換気に何らかの異常（気道狭窄、喘息など）がある場合には、プラトーな部分は平坦ではなくなだらかに上がっていきます。人工呼吸器を装着している患者のカプノメーターの値が突然低下しゼロになった場合などは、呼吸回路の接続外れやカフリークを疑ってみましょう。

■取り扱いのポイント

　表示された値が正確かどうかを評価するポイントは、①表示されている呼吸数が実測とあっているか？　②表示された波形が呼気に同期して上下し、高さが規則的であるか？の2つです。正常・異常なカプノグラムを図3[2]と図4[2]に示します。

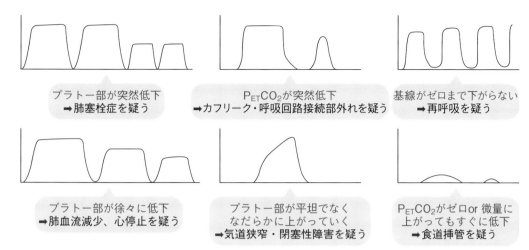

プラトー部が突然低下
➡肺塞栓症を疑う

$P_{ET}CO_2$が突然低下
➡カフリーク・呼吸回路接続部外れを疑う

基線がゼロまで下がらない
➡再呼吸を疑う

プラトー部が徐々に低下
➡肺血流減少、心停止を疑う

プラトー部が平坦でなく
なだらかに上がっていく
➡気道狭窄・閉塞性障害を疑う

$P_{ET}CO_2$がゼロor 微量に
上がってもすぐに低下
➡食道挿管を疑う

図4　異常なカプノグラムの例（文献2より転載）

▓▓▓ 引用・参考文献 ▓▓▓

1）コヴィディエンジャパン株式会社監. 連載人工呼吸器の基礎知識 4回カプノメータとは？呼吸管理中に必要な生体情報モニタ. ナース専科. https://knowledge.nurse-senka.jp/2963/（accessed 2021-08-16）
2）岡本一彦. "2章 モニタリング関連機器〔MISSION 6〕パルスオキシメトリー・カプノメトリーを理解せよ！". エマージェンシー・ケア2016年新春増刊. 48-55.

2 循環のアセスメントに使うME機器

土橋克彦 横浜市立大学附属市民総合医療センター 臨床工学部 臨床工学担当係長

はじめに

　集中治療室では、心電図モニター、動脈圧モニター、心拍出量モニターなどの循環をモニタリングするME機器は欠かせません。これらのME機器間を通信ケーブルで接続することで、さらに多くの循環情報が得られます。しかし通信ケーブルを誤接続すると、表示されないだけではなく、間違った数値を表示することがあるので注意が必要です。

　モニター表示された数値は、基本波形の情報を数値化したものです。数値だけで判断はせず、必ず波形とその他の関連するモニターの情報で総合的に判断することが大切です。患者をモニタリングする快適な環境作りには、電極・センサーの確認、適切な警報の設定を適宜行い、テクニカルアラームを減らすことが重要です[1, 2]。

心電図モニター

使用目的

　患者の心電図波形を連続的にモニタリングし、脈拍や重症不整脈などの異常時に警報音で知らせます。

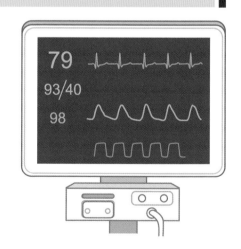

使用方法

　集中治療室での誘導は、主に標準四肢誘導＋1胸部誘導を使用します。胸部誘導は不整脈にはV1、心筋虚血にはV4・V5など目的により電極を貼ります。簡易12誘導心電図を得ることができる機種もありますが、電極位置が異なり、装置の設定変更が必要です。

表1　誘導選択の目安（文献3を参考に作成）

ペースメーカー未使用時	QRS波に高さがあり幅が狭い
	R波が二相性ではない
	T波はR波の波高の1/3より小さい
	P波はR波の波高の1/5より小さい
ペースメーカー使用時	正常なQRS波より幅が狭い
	QRS波の高さがペースパルスの高さの2倍以上
	ペースパルスが検出に十分な高さがあり、再分極がない（図1）

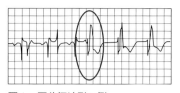

図1　再分極波形の例
（文献3を参考に作成）

適応・禁忌

　集中治療室の患者は基本的適応です。電極に使用している粘着材質によっては皮膚に炎症を起こすことがあり、注意が必要です。

■取り扱いのポイント

トラブル

　電極に関するものが多く、患者の皮膚清拭、電極の交換・位置の変更で多くは改善します。

　注意：アルコール綿の清拭使用は逆に接触抵抗を高めます。

ペースメーカー使用患者

　R波を誤認識することがあり、ペーシングパルス検出設定に変更します[4]。

適切な誘導の選択

　誘導選択の目安を表1に示します[3]。

Column　クリーニングや消毒時の注意点

　心電図モニターのコード類、画面のクリーニングや消毒は、装置の電源を切り、消毒薬含有クロスにて清拭します。消毒液がコード接続部の間に入り込まないように注意が必要です。

動脈圧モニター

血圧の測定法には、非観血的血圧測定法と観血的血圧測定法があります。

非観血的血圧測定法

使用目的

現在、オシロメトリック法を用いた自動血圧計が広く使用されています。心電図やSpO_2の情報を監視し、急変時には定時測定以外であっても自動的に血圧測定を開始する機種もあります[5, 6]。

使用方法

マンシェットに印刷されている患者肢の周囲長を参照し、適切なサイズを選択します。

適応・禁忌

静脈確保されている肢へのマンシェット装着は、血液の逆流や薬液の注入が滞ったり、カテーテル挿入部の組織に液が漏れ出すことがあるので注意が必要です。

■取り扱いのポイント

心房細動や心室性期外収縮が頻発している症例などで、測定時に繰り返し測り直している場合には、聴診法にて確認することが必要です[7]。

観血的血圧測定法

使用目的

血管内に直接カニューラを挿入し、血管内の圧力をトランスデューサで電気信号に変換し表示する方法です。迅速な判断・処置などが必要な患者に使用します。採血が頻回に必要な患者の採血ルートとしても使用されます。

使用方法

圧トランスデューサを患者の心房の高さにあわせて大気開放にします。ゼロ点校正ボタンを長押しし、モニターの表示が0であることを確認します。

注意：拳1個分（約10 cm）高さが違うと、血圧は約7〜8 mmHgの誤差が生じます。

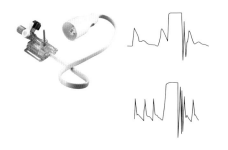

最適な波形
すぐに振動がおさまる。

アンダーダンプ（オーバーシュート）
振動が2回より多い。
収縮期圧は高く、拡張期圧は低く表示される。

オーバーダンプ（なまり）
振動がみられない。
収縮期圧が低く表示される。

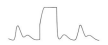

図2 　矩形波（スクエア・ウェーブ）テスト
　（文献8より改変 / 画像提供：エドワーズライフサイエンス株式会社）
スナップタブを引くと、圧波形は急激に上がって四角形になり、その後ベースラインに戻る。戻るまでの振動
（鋭波形）を観測する。

▐ 適応・禁忌

　サンプリングする際には、金属針が使用できるか確認が必要です。また頭蓋内圧を測定する場合にはフラッシュ装置（スナップタブ）を使用しない、もしくは、付属しないものを使用します。

■取り扱いのポイント

矩形波テスト

　圧力波形が実際より鋭く（オーバーシュート）なったり、逆になまったりして表示されることがあります。矩形波テストをすることで波形の状態を確認することができます(図2)[8]。対策として、圧ラインは固い材質を選択し必要以上に長くしないこと、気泡を完全に抜くことがポイントです[7,9,10]。

モニターの数値と波形

　モニターに表示される数値は波形の情報を数値化したものです。必ず基になる波形を観察・確認することが大切です。波形からは一回拍出量の変化や大動脈弁の異常、循環血液量不足、心タンポナーデなどの情報を得ることができます(図3)[8]。

収縮期圧の上昇

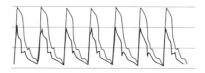

・全身性高血圧
・動脈硬化
・大動脈弁閉鎖不全

収縮期圧の低下

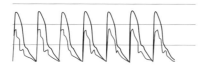

・大動脈弁狭窄
・心不全
・循環血液量減少

脈圧の縮小

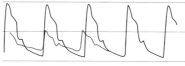

・心タンポナーデ
・うっ血性心不全
・心原性ショック

図3　動脈圧波形の変化（文献8より改変）

Column　**感染防止**

　感染防止のため圧ラインには閉鎖システムを用い、動脈カテーテルの必要がなくなればすぐにカテーテルを抜去します。

スワンガンツカテーテル

使用目的

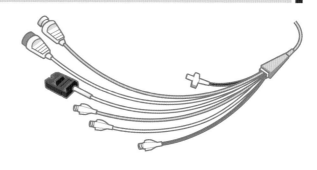

　スワンガンツカテーテルは、現在主に使用されている肺動脈カテーテル（pulmonary artery catheter；PAC）です。エドワーズライフサイエンス社の登録商標となっています。右房圧・肺動脈圧・肺動脈楔入圧・心拍出量・血液温の測定に加え、混合静脈血酸素飽和度の測定や右心ペーシング機能を備えているものもあり、多機能化しています。

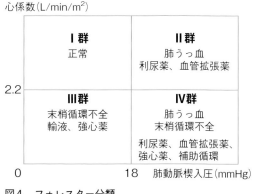

心係数（L/min/m²）

I群 正常	II群 肺うっ血 利尿薬、血管拡張薬
III群 末梢循環不全 輸液、強心薬	IV群 肺うっ血 末梢循環不全 利尿薬、血管拡張薬、 強心薬、補助循環

2.2

0 　　　　　　　18　肺動脈楔入圧（mmHg）

図4　フォレスター分類

フォレスター分類

スワンガンツカテーテルで得られた肺動脈楔入圧と心係数（心拍出量を体表面積で割ったもの）を用いた心不全重症度分類で、治療方針の指標の一つです**（図4）**。

使用方法

スワンガンツカテーテルを心拍出量測定装置に接続します。患者の身長・体重を入力し、連続心拍出量ボタンにて測定を開始します。

適応・禁忌

集中治療室で心臓血管作動薬が必要な重症心不全患者や、肺高血圧症患者の治療評価が必要な場合に使用します[11]。ECMO装着患者は、スワンガンツカテーテルと脱血カニューラの位置関係により空気を引き込む可能性があります。スワンガンツカテーテル操作には細心の注意が必要です。

■取り扱いのポイント

カテーテル接続

サーミスタコネクターとサーマルフィラメントコネクターは、ペーシングカテーテルと同じで金属部が直接心臓とつながっています。わずかな電流でも心室細動を起こすため（ミクロショック）、金属部には何も触れないよう取り扱いには細心の注意が必要です。

オプティカルモジュールコネクターは、発光された光を通す部分です。血液などで汚れないように注意します**（図5）**[12]。

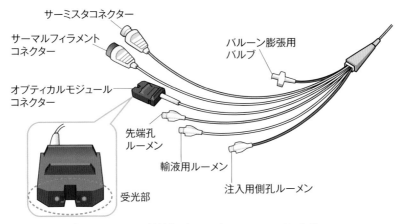

図5　スワンガンツカテーテル接続部（777F8）（文献12を参考に作成）

設定

　間欠的心拍出量測定時は、冷却液注入量とカテーテルサイズの設定を確認し、冷却液も正確に注入します。

　注意：0.5 mL違うと約5〜10％の誤差が生じます。

カテーテル先端圧波形（PA圧波形）

　血栓による肺動脈閉塞を防ぐため、バルーンは通常閉じた状態にします。肺動脈楔入圧波形ではないかなど、カテーテル先端圧波形を定期的に確認します。

混合静脈血酸素飽和度

　全身に送り出した酸素の量と組織で消費した酸素のバランスを評価します。基準値は70〜80％です。数値が高い場合は、動静脈シャント、低体温、カテーテル先端の位置、組織酸素利用障害などの確認が必要です。

SQI（signal quality indicator）

　カテーテル先端の発光・受光の状態を表しています。数値が3・4の場合は、カテーテル先端の位置を確認します。

Column 適応使用とリスク

　血栓閉塞、肺動脈破裂・穿孔など大きな合併症や感染など、中心静脈カテーテルよりリスクが増加します。使用は短期間に留めます[13, 17]。

フロートラックセンサー

使用目的

　フロートラックは、エドワーズライフサイエンス社が開発した低侵襲心拍出量測定システムで、通常の観血的動脈圧測定ラインを用いて動脈圧波形から心拍出量を推定し、連続的動脈圧心拍出量（arterial pressure based cardiac output：APCO）を表示します。

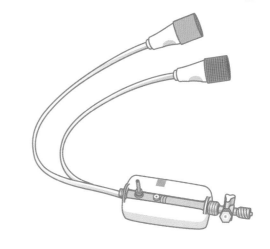

　フロートラックは20秒ごとにアルゴリズム定数が自動再計算され、循環状態の変化を速やかに捉えることができます。また循環血液量が不足傾向にある場合、血圧波形は呼吸により変動が大きくなりますが、一回拍出量（stroke volume：SV）も変動が起きています。このときの変動を数値化したものが一回拍出量変化（stroke volume variation：SVV）（図6）です[14]。輸液・輸血など容量負荷をすることで血行動態の安定が得られるかどうかを予測する指標の一つです（図7）[14]。

使用方法

　赤色のケーブルは生体情報モニターに、緑色のケーブルをフロートラックモニターの圧ケーブルに接続します。体血管抵抗（systemic vascular resistance：SVR）を測定する場合は生体情報モニターとフロートラックモニターをアナログ信号ケーブルでつなぎます（図8）。

　患者の性別・年齢・身長・体重を入力し、圧のゼロ点補正を行います。約40秒後に自動で値が表示されます。

適応・禁忌

　大動脈内バルーンパンピングや体外式膜型人工肺（extracorporeal membrane oxygenation：ECMO）使用患者、大動脈閉鎖不全症の患者、小児患者の信頼性は検証されていません。

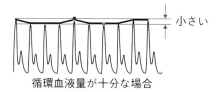

循環血液量が十分な場合

- SVmax
- SVmin

大きい

循環血液量が不足している場合

$$SVV = \frac{SVmax - SVmin}{SVmean} \times 100 \ (\%)$$

図6　SVV（文献14より改変）

一回拍出量変化（SVV）による輸液管理の判断例

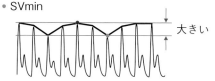

心拍出量（CO）または一回拍出量（SV）が低い
輸液はどうすれば？

一回拍出量変化（SVV）が
10～15 %を超えている

一回拍出量変化（SVV）が
10 %以下である

輸液によって心拍出量（CO）/
一回拍出量（SV）が増加する可能性が
大きい

輸液によって心拍出量（CO）/
一回拍出量（SV）が増加する可能性は低く、
強心薬や血管拡張薬の使用を検討

図7　SVV判断例（文献14より改変）

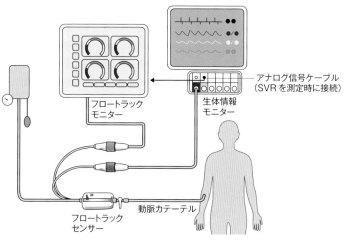

アナログ信号ケーブル
（SVRを測定時に接続）

フローとラック
モニター

生体情報
モニター

動脈カテーテル

フローとラック
センサー

図8　フローとラックシステム

■取り扱いのポイント

正確な圧波形

　フロートラックの測定では、正確な動脈圧を得ることが重要です。矩形波テスト(図2)を行い確認します。

SVVの解釈に注意

　自発呼吸がある、呼気終末陽圧が$10\,cmH_2O$を超えている場合の信頼性については、検証が十分になされていません。一回拍出量が大きく変動する不整脈の患者では不安定になります。血管抵抗が極度に変化した場合、昇圧薬や血管拡張薬投与など著しい血圧の変化があった場合には、血圧が落ち着いてから再度評価をします。

肺血管外水分量

　プリセップCVオキシメトリーカテーテルとボリュームビューカテーテルを併用することで、肺血管外水分量（肺水腫の指標）と肺血管透過性係数（心原性肺水腫と非心原性肺水腫の鑑別・診断）を測定できます[15, 16]。

Column　簡便・低侵襲

　集中治療室で使用している観血的動脈圧ラインに接続するだけで、簡便・低侵襲に酸素を全身に届ける指標の一つである、心拍出量をモニターすることができます。

▓ 引用・参考文献 ▓

1) セントラルモニタ，ベッドサイドモニタ等の取扱い時の注意について．PMDA医療安全情報．No.29．医薬品医療機器総合機構．2011.
2) セントラルモニタ，ベッドサイドモニタ等の取扱い時の注意について．PMDA医療安全情報．No.29改訂．医薬品医療機器総合機構．2020.
3) 株式会社フィリップス・ジャパン．ユーザーズガイドIntelliVue生体情報モニタMX400/450/500/550/600/700/800リリースM（ソフトウェアリビジョンM. 04. xx生体情報モニタリング．
4) 株式会社フィリップス・ジャパン．生体情報モニタ，ベッドサイドモニタMXシリーズ-X2-セントラルモニタix簡易取扱説明．
5) 日本光電工業株式会社．PWTTトリガ機能〜NIBPの測定技術〜．https://www.nihonkohden.co.jp/iryo/techinfo/pwtt/index.html（accessed 2021-08-18）
6) 医療機器ネット．フクダ電子生体情報モニタDS-7000．http://www.iryou-kiki.net/info/ds_7000.html
7) 落合亮一．オシロメトリック法を用いた自動血圧測定の限界．循環制御．20（1），1999，36-9.
8) エドワーズライフサイエンス株式会社．QUICK GUIDE TO Cardiopulmonary Care.
9) 稲田英一．血管内圧測定．ICUとCCU．38（3），2014，149-55.
10) 藤原茂樹ほか．動脈血圧モニタリングキットに影響を与える因子について．日本臨床麻酔学会誌．35（3），2015，406-13.
11) 山田徳洪．スワンガンツカテーテル．日本臨床麻酔学会誌．31（2），2011，341-6.
12) エドワーズライフサイエンス株式会社．Swan-Ganz Catheter：重症症例の血行動態把握のために．
13) 吉田光剛ほか．肺動脈カテーテルにより肺動脈損傷をきたした3症例．日本臨床麻酔学会誌．22（1），2002，39-43.
14) エドワーズライフサイエンス株式会社．Hemodynamic Monitoringサポートガイド．

15）福田功. フロートラックシステムの有用性の検討. 日本臨床麻酔学会誌. 31（1）, 2011, 81-90.

16）嘉嶋勇一郎ほか. 低侵襲的評価法：フロートラックセンサーによる低侵襲的評価法の長所と短所. ICU と CCU. 43（3）, 2019, 155-9.

17）エドワーズライフサイエンス株式会社. スワンガンツ・サーモダイリューション・カテーテル（CCO/CEDV）. 2016年5月作成（第1版）. 添付文書.

3

呼吸の補助に使うME機器

中山拓也 日本医科大学付属病院 ME部
鈴木健一 同 技師長

経鼻高流量酸素療法
(high flow nasal cannula；HFNC)

使用目的

I 型または II 型呼吸不全患者に使用することで、以下の効果が望めます。

1. 二酸化炭素の排出
2. 軽い気道陽圧の確保
3. 気道への水分供給
4. 吸入酸素濃度の投与

二酸化炭素の排出は、高流量酸素投与を行い、解剖学的死腔を洗い流すことで行います。これをウォッシュアウト効果といいます（図1）。また、閉口した状態で高流量酸素投与を行うことで、2〜5 cmH$_2$O 程度のPEEP様効果を得ることができます（図2）。

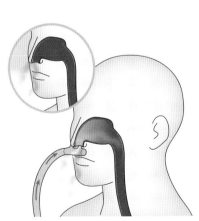

図1　ウォッシュアウト効果
（Fisher & Paykel HEALTHCARE株式会社資料を参考に作成）

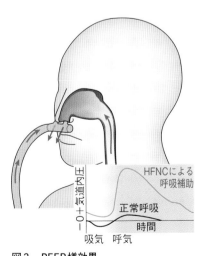

図2　PEEP様効果
（Fisher & Paykel HEALTHCARE株式会社資料を参考に作成）

使用方法（図3）

　患者に鼻腔高流量用の専用鼻カニューラを装着
します。そこへ任意に設定した濃度の酸素を加温
加湿し、経鼻へ高流量（20～30 L/min程度）で投
与します。加温加湿が不十分だと気道の繊毛運動
が低下するだけでなく、経鼻痛の原因にもなりま
す。口元温度37℃、相対湿度100％を目安として
使用しましょう。

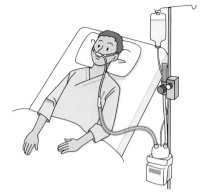

図3　HFNC使用の様子

適応・禁忌

適応

　適応疾患として以下のものが挙げられます。

1. 急性Ⅰ型呼吸不全
2. 免疫不全患者
3. 人工呼吸器からの離脱
4. COPD急性増悪
5. 間質性肺炎
6. 睡眠肺胞低換気
7. 認知症・せん妄患者
8. 挿管拒否・終末期患者
9. 気管支鏡検査・胃内視鏡検査時など
10. 心臓・呼吸器疾患周術期

　リザーバーマスクやNPPVよりもHFNCの方が効果的だという報告[1]もあります。し
かし、まだエビデンスは少なく、IPPVもしくはNPPVへ移行できるよう準備しておく必
要があります[2]。

禁忌

　禁忌として以下のものが挙げられます[3]。

1. $PaCO_2 > 48$ mmHg
2. 顔面の外傷で鼻カニューラを使えない状態
3. 気胸、あるいは気胸を疑うとき

■取り扱いのポイント

COVID-19流行当初、HFNC使用中に大量のエアロゾルが発生する可能性があるため、感染防止の観点から、HFNCは原則として使用しないことが推奨されていました[4]。しかし、飛沫感染に関する一定の見解はなく、HFNCによる室内エアロゾル濃度は通常の呼吸、酸素療法、NIVと比べても変わらなかったとの報告もあります[5]。

そのため、日本呼吸器学会の指針では、A案：通常の酸素吸入で酸素化が維持できなければ挿管人工呼吸を検討する、B案：通常の酸素吸入で酸素化の維持が難しければ、まずHFNCを行う、この2案を提言し、各施設の考え方で判断することとしました[6]。B案を積極的に取り入れる場合、個人用防護具（PPE）の着用を徹底し、医療従事者への感染防止に努める必要があります。

非侵襲的陽圧換気
(non-invasive positive pressure ventilation；NPPV)

使用目的

Ⅱ型呼吸不全を慢性的に呈する患者に使用することで、高二酸化炭素血症の改善を図ります。目安として、$PaCO_2$が50〜60 mmHg程度の際に使用を検討します。急性期の場合、COPD急性増悪、急性心原性肺水腫、免疫不全に合併する呼吸不全に対して使用することで、生命予後を改善することが示唆されています[7]。

使用方法（図4）

任意に設定した濃度の酸素を加温加湿し、専用のマスクを装着した患者へ投与する人工呼吸器です。マスクはサイズの違いだけではなく、鼻マスクやフルフェイスマスクなど、多種多様に存在するため、患者にあわせた適切なマスク選択が重要となります。また、

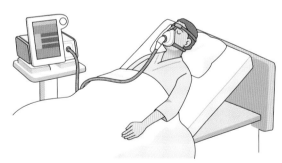

図4　NPPV使用の様子
※株式会社フィリップス・ジャパンの許可を得て掲載。

マスク容量を小さくすることで、適正圧の確保、リークの減少を図ることができます。

適応・禁忌

　低酸素状態、高二酸化炭素血症、呼吸筋の機能低下に対する使用が適応となります。また、絶対的な禁忌は存在しませんが、非侵襲的な管理のため患者の協力が不可欠となります。ここでは、ガイドライン上の相対的な適応[8]・禁忌[9]を以下に示します。

適応

1. 意識がよく協力的である
2. 循環動態が安定している
3. 気管挿管の必要がない
4. 顔面の外傷がない
5. マスクをつけることが可能
6. 消化管が活動している

禁忌

1. 呼吸停止または心停止
2. 循環動態が不安定
3. 気道確保が不可能
4. マスク装着が不可能
5. 気胸
6. 上気道または食道の手術直後
7. 分泌物が過剰
8. 非協力的（相対的な禁忌）または不穏

■取り扱いのポイント

　COVID-19肺炎に対してNPPVの使用経験がある現場でも、有効性と安全性に関しては十分な見解は示されていません[10]。使用の可否は各施設に委ねられますが、使用する場合は可能な限り陰圧個室（または個室）とし、医療従事者の入室を最小限にする、鼻マスクタイプの使用は避ける、フィルターを定期的に交換する、陽圧とリークを最小限にする、鎮咳薬を用いる、などの対処を行うことが推奨されています[11,12]。

Column　使用後3日から2週間程度は新規患者に使用しない

　SARS-CoV-2の残存期間として、エアロゾルでは3時間、プラスチックやステンレス表面では72時間という報告があり[13]、感染症拡大防止のためには使用後の機器管理も重要となります。

　明確なエビデンスはありませんが、各施設やメーカーの規定により、機器使用後3日から2週間程度は機器を新規患者へ使用せず保管することが推奨されています。

侵襲的陽圧換気
（invasive positive pressure ventilation；IPPV）

使用目的
急性または慢性呼吸不全の患者に対して使用することで、以下の効果が見込めます。
1. 酸素化の改善
2. 必要換気量の確保
3. 呼吸仕事量の軽減

使用方法
患者を挿管管理下におくことで、肺へ必要濃度の酸素を送り込むことができます。

適応・禁忌
IPPVの適応基準として、以下の所見が挙げられます[14]。
1. 酸素療法下で$PaO_2 \geqq 60$ mmHgもしくは20 mmHg以上の上昇
2. 100％酸素10 L/min吸入下で$PaO_2 \leqq 60$ mmHgもしくは$SpO_2 \leqq 90$％
3. 呼吸数$\geqq 35$回/min、呼吸様式の異常、高度呼吸困難、意識レベル低下などの理学的所見異常

■取り扱いのポイント
　医療従事者へのCOVID-19感染防止のため、人工呼吸器の使用に関するさまざまな推奨・規定が各学会より提示されています。使用の際は人工呼吸器の吸気側へフィルター

を取り付けることを推奨しており[15]、呼気側へフィルターを取り付けることを必須としています[16]（図5）。また、バクテリアフィルター付き人工鼻の使用を推奨しています。使用の際は、フィルターの目詰まりによる回路内圧上昇に注意しましょう。

　加温加湿器を使用する場合は、給水時の曝露リスクを低減するため、自動給水型加温加湿モジュールを選択します。また、人工鼻が閉塞するおそれがあるため、加温加湿器と人工鼻の併用はせず、必ず呼気側フィルターを使用しましょう。

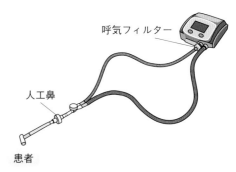

呼気フィルター

人工鼻

患者

図5　感染防止のための人工呼吸器回路構成

Column　呼吸回路交換時の感染リスクを抑えるには？

　呼吸回路の交換時は飛沫による感染リスクが高くなります。人工鼻、閉鎖式吸引チューブ、呼気フィルター、呼吸回路の交換手順を施設ごとに定め、医療従事者への曝露を最小限に抑えることが大切です。

体外式膜型人工肺
(extracorporeal membrane oxygenation；ECMO)

使用目的

　生体の循環不全および呼吸不全を代行するための装置です。体外循環式心肺蘇生法（extracorporeal cardio pulmonary resuscitation；ECPR）で用いる心臓・肺を代行するV-A（Veno Arterial）ECMOまたは経皮的心肺補助装置（percutaneous cardiopulmonary support；PCPS）とは異なり、V-V（Veno Venous）ECMOは肺のみを代行します。

使用方法

　ECPRで使用するV-A ECMOの場合、緊急で経皮的にカニューラを挿入する必要があることから、細い（脱血：19 Fr程度、送血：15 Fr程度）カニューラが選択されます。

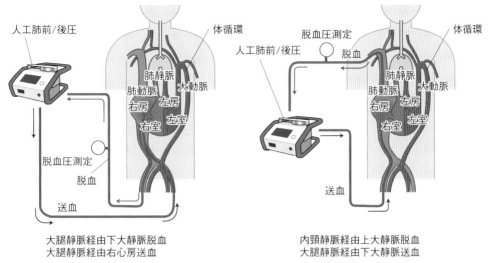

人工肺前/後圧

体循環

脱血圧測定 脱血

人工肺前/後圧

体循環

肺静脈
肺動脈 大動脈
右房 左房
右室 左室

肺静脈
肺動脈 大動脈
右房 左房
右室 左室

脱血圧測定
脱血

送血

送血

大腿静脈経由下大静脈脱血
大腿静脈経由右心房送血

内頸静脈経由上大静脈脱血
大腿静脈経由下大静脈送血

図6　V-V ECMOの基本構成（文献18を参考に作成）
※ゲティンゲグループ・ジャパン株式会社の許可を得て掲載。

しかし、V-V ECMOの場合、導入までに猶予があることが多く、安定した脱血流量の確保や、長期管理が必要であることから、できるだけ太径（脱血：23 Fr以上、送血：17 Fr以上）のカニューラを選択します[17]。

　また、回路管理において、脱血圧、人工肺前圧、人工肺後圧の測定を持続的に行うことで、回路内血液凝固などによる状態変化を数値的に評価することができます。V-V ECMOの基本構成を**図6**[18]に示します。

適応・禁忌

　ELSOのガイドラインに記載されているECMO導入基準[19]を以下に示します。

1. ECMOを挿入しない場合の死亡率が50％以上で導入を考慮し、死亡率80％以上で適応とする

   死亡率50％以上：$F_IO_2>90$％で$PaO_2/F_IO_2<150$またはMurray score 2～3の場合

   死亡率80％以上：$F_IO_2>90$％で$PaO_2/F_IO_2<80$かつMurray score 3～4の場合

2. 吸気圧を30 cmH$_2$O以上にしても$PaCO_2>80$ mmHgが持続する場合

3. 重度のair leak症候群

4. 移植のため挿管が必要な場合

5. 肺塞栓、気道閉塞、適切な治療の反応が乏しいなどで呼吸循環虚脱にすぐに陥る場合

　また、相対的禁忌を以下に示します。

1. 人工呼吸管理を 7 日間以上 F_1O_2 ＞90 ％、吸気プラトー圧＞30 cmH$_2$O の設定で行っている

2. 免疫抑制状態（好中球＜400/mm^3）

3. 最近、頭蓋内出血の既往がある、または出血が拡大している

4. 中枢神経障害や悪性腫瘍など回復の見込みがない

5. 年齢の制限はないが、高齢ほどリスクは上がる

　なお、COVID-19 症例における ECMO 適応外基準として、以下の項目が追加されています[20]。

相対的禁忌

1. 年齢 65 歳以上

2. BMI：40 以上

禁忌

1. 10 日間以上の機械的人工呼吸管理

2. 進行した肺疾患

3. 重度の多臓器不全の状態

4. 抗凝固療法が行えない状態

■取り扱いのポイント

　血漿中の SARS-CoV-2 が人工膜を通過し、排気口から拡散する可能性が懸念されています。医療従事者の PPE 装着を徹底したうえで、人工肺排気口を含めた全体をビニール袋などで覆う（エアロゾルによるウイルス拡散防止）、プラズマリークが発生する前に回路交換を行うことが推奨されています[21, 22]。

　また、COVID-19 患者は炎症反応が強いことから、血液凝固異常がみられることがあります[23]。そのため、通常の ECMO と同様に ACT 180〜220 秒、APTT 45〜60 秒程度を目標とし、必要に応じてトロンボエラストグラフィ（TEG）による血液凝固線溶動態の把握や、ヘパリンに追加してナファモスタットメシル酸塩を持続投与することで、回路寿命延長を図ることができます。

Column **COVID-19患者へのECMO治療**

　COVID-19拡大に伴い医療資源が不足した場合は、特別な配慮が必要です。ELSO ガイドラインでは「『COVID-19患者に対し、ECMO治療は検討するべきでない』と 決めつけるのは適切ではない」としたうえで、ECMOを行うべきかどうかは、症例 ごとに決定され、患者の人数、医療スタッフ、医療資源や各自治体、病院の方針に より判断されるべきであるとしています[24]。

▒▒▒ 引用・参考文献 ▒▒▒

1) Frat, JP. et al. High-flow oxygen through nasal cannula in acute hypoxemic respiratory failure. N Engl J Med. 372 (23), 2015, 2185-96.
2) 松方公済病院呼吸器センター. ハイフローシステムの基礎. ハイフローシステムマニュアル委員会.
3) 宮本顕二. 高流量鼻カニュラ酸素療法. 日本呼吸器学会誌. 3 (6), 2014, 771-6.
4) 日本呼吸療法医学会ほか. 新型コロナウイルス肺炎患者に使用する人工呼吸器等の取り扱いについて―医療機器を介 した感染を防止する観点から―Ver. 2.2. 2020. https://www.ja-ces.or.jp/wordpress/wp-content/uploads/2020/ 04/32dcbf4c67b2bd5d0c6f01483f024078.pdf（accessed 2021-07-20）
5) Gaeckle, NT. et al. Aerosol Generation from the Respiratory Tract with Various Modes of Oxygen Delivery. Am J Respir Crit Care Med. 202 (8), 2020, 1115-24.
6) 日本呼吸器学会. COVID肺炎に対するHFNCの使用についてVer. 2. 2021. https://www.jrs.or.jp/modules/covid19/ index.php?content_id=16（accessed 2021-07-20）
7) Liesching, T. et al. Acute applications of noninvasive positive pressure ventilation. Chest. 124 (2), 2003, 699-713.
8) 日本呼吸器学会NPPVガイドライン作成委員会編. "総論1. NPPVからみた急性呼吸不全". NPPV（非侵襲的陽圧 換気療法）ガイドライン. 改訂第2版. 東京, 南江堂, 2015, 3.
9) 日本臨床工学技士会. "Ⅲ. 医療機関における呼吸治療の臨床業務 1. 治療の指示受けと確認事項 3) 禁忌・禁止事 項". 呼吸治療業務指針. 30. https://www.ja-ces.or.jp/01jacet/shiryou/pdf/2012gyoumubetsu_gyoumushishin01.pdf （accessed 2021-07-20）
10) 日本呼吸器学会呼吸管理学術部会. 厚生労働省「新型コロナウイルス感染症診療の手引き」記載の呼吸管理に関する 事項について. 2021. https://www.jrs.or.jp/modules/assemblies/index.php?content_id=143（accessed 2021-07-20）
11) 日本呼吸器学会. COVID-19呼吸管理上の感染対策に関する提言. 2020. https://www.jrs.or.jp/uploads/uploads/ files/covid19/20201104.pdf（accessed 2021-07-20）
12) World Health Organization. Clinical management of COVID-19 Interim guidance. 2020. https://apps.who.int/iris/bit stream/handle/10665/332196/WHO-2019-nCoV-clinical-2020.5-eng.pdf（accessed 2021-07-20）
13) 国立感染症研究所ほか. 新型コロナウイルス感染症に対する感染管理（2020年10月2日改訂版）. 2020, 3. https:// www.niid.go.jp/niid/ja/diseases/ka/corona-virus/2019-ncov/2484-idsc/9310-2019-ncov-01.html（accessed 2021-07-20）
14) 妙中信之. 血液ガスから人工呼吸治療へ―人工呼吸が必要になる病態―. Clinical Engineering. 15 (4), 2004, 341-7.
15) 日本COVID-19対策ECMOnet. COVID-19関連重症者の人工呼吸管理v1.4. 2020. https://www.jsicm.org/news/ upload/COVID-19-ECMOnet-report_20200310.pdf（accessed 2021-07-20）
16) 日本集中治療医学会ほか. COVID-19急性呼吸不全への人工呼吸とECMO基本的注意事項. https://www.jsicm.org/ news/upload/COVID-19-ECMOnet-info_20200324.pdf（accessed 2021-07-20）
17) 日本呼吸療法医学会ほか. 新型コロナウイルス肺炎患者に使用する人工呼吸器等の取り扱いについて―医療機器を介 した感染を防止する観点から―Ver. 1.0. 2020. https://www.jsicm.org/news/upload/COVID-19-ventilator-V1.pdf （accessed 2021-07-20）
18) 市場晋吾ほか. CARDIOHELP欧米並みの呼吸不全治療成績を目指して. Clinical Engineering. 28 (8), 2017, 652-9.
19) ELSO. Extracorporeal Life Support Organization Guidelines. https://www.elso.med.umich.edu/Guidelines.html （accessed 2021-07-20）
20) Extoracorporeal Life Support Organization COVID-19 Interim Guidelines. 8. ECMO in Neonatal and Pediatric Population. https://www.elso.org/Portals/0/Files/pdf/ELSO%20covid%20guidelines%20final.pdf
21) 日本COVID-19対策ECMOnetほか. ECMO中のプラズマリーク発生時の注意点と対応について. https://square. umin.ac.jp/jrcm/pdf/info20200421.pdf（accessed 2021-07-20）
22) 日本体外循環技術医学会. 新型コロナウィルス感染症（COVID-19）に対するECMO管理中の感染管理について. 2020. https://jasect.org/2071（accessed 2021-07-20）
23) 射場敏明ほか. COVID-19における凝固異常と血栓症. 日本血栓止血学会誌. 31 (6), 2020, 600-3.
24) ELSOガイドライン. 重症循環/呼吸不全のCOVID-19患者に対するECMOについて. 2020. https://www.elso.org/ Portals/0/Files/Guideline/ELSO_COVID%2019_%20Guidance%20Document.Japanese%20(1).pdf（accessed 2021-07-20）

4

循環の補助に使うME機器

大髙勝義 横浜市立大学附属病院 臨床工学担当係長

輸液ポンプ（シリンジポンプ含）

使用目的

輸液ポンプは、心血管作動薬や抗不整脈薬などの強力な作用をもつ薬剤を微量かつ正確に投与する場合や、栄養剤などの輸液剤や血液を設定した時間あたりの流量で持続的に注入するために使用する医療機器です。集中治療室や手術室に限らず、一般病棟でも広く用いられています。

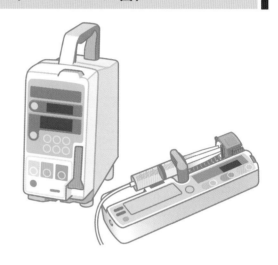

輸液ポンプは、輸液バッグなどに作成した薬剤を輸液ポンプ専用回路と接続して、機器内部のフィンガー部でチューブを扱い一定の流量で輸液を行います。流量の制御方式は滴下制御方式と容量制御方式があり、一般的に流量精度は±10％とされています。

シリンジポンプは、シリンジに作成した薬剤を一定の流量で輸液する機器です。薬剤量が少ない場合や厳密な薬剤投与をする場合に用います。一般的に流量精度は±3％（シリンジ含）とされています。

使用方法（表1）[1〜3]

輸液療法時の静脈内投与経路は末梢静脈と中心静脈があり、使用する薬剤の種類により投与ルートを考慮します。

表1　輸液ポンプとシリンジポンプの使用方法（文献1〜3を参考に作成）

【共通】
・薬液や薬液バッグ、シリンジ、輸液のチューブを準備する。
・ポンプをガートルスタンドなどに固定し電源を投入して、バッテリー動作で機器の自己診断を確認する。
・電源コードを接続してAC接続ランプの点灯を確認する。

輸液ポンプ　26型	シリンジポンプ　38型
1. 準備した薬液バッグと専用の輸液ポンプ回路を接続して、自然滴下で回路内を満たした後にクレンメを閉じて患者の輸液ルートに接続 2. 輸液ポンプのドアを開けて、気泡・閉塞・ドアの各警報やエラーがないか確認 3. チューブクランプを解除 4. クレンメがポンプの下になるようにAFFクリップをAFF機構部に装着して、チューブガイドに沿って下から押し込むように装着してドアを閉める 5. クレンメを開放 6. 輸液速度をセット 7. 輸液予定量をセット 8. 積算量をクリア 9. 開始ボタンを押して輸液開始	1. ポンプ本体に登録されたシリンジメーカーのものを使用する 2. スライダーのクラッチを押して右側に動かす 3. シリンジクランプを上げて回して固定 4. シリンジのフランジをポンプのスリットに差し込みシリンジをセット 5. スライダーのクラッチを押して左に動かし、押し子に密着させて固定 6. シリンジクランプを下ろしてシリンジを固定 7. シリンジサイズが正しく表示されているか確認 8. 早送りして患者のルートに接続 9. 輸液速度をセット 10. 積算量をクリア 11. 開始ボタンを押して輸液開始

適応・禁忌

適応

　厳密な水分管理を必要とする症例が適応となり、一定速度での輸液や長時間輸液を実施する場合、微量の薬剤を正確に持続注入する際に使用します。

禁忌

　重力式輸液と併用しないことや、高気圧酸素治療室内では使用しません。

■取り扱いのポイント

フリーフローに注意

　フリーフローとは、アラーム対応などで輸液セットのクレンメや三方活栓を閉じないでポンプから輸液セットを取り外すと、輸液剤が落差によって大量に投与される現象です。アンチフリーフロー対策をしていても、クレンメを閉じる習慣を身につけましょう。

サイフォニング現象に注意

　サイフォニング現象とは、シリンジポンプと薬剤の入ったシリンジを固定しているフックやスライダーが何らかの原因で外れた場合に、患者とポンプの高低差により薬剤が急速に投与されてしまう現象です。

スタートアップ曲線とトランペット曲線

　輸液・シリンジポンプの流量特性の説明として、スタートアップ曲線とトランペット曲線があります。使用している機器の特性を知ったうえで用いる必要があります（図1）[4]。

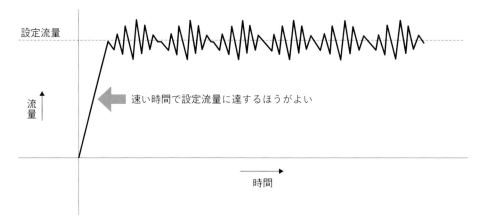

スタートアップ曲線：輸液開始直後から流量が安定するまでの特性

設定流量

流量

速い時間で設定流量に達するほうがよい

時間

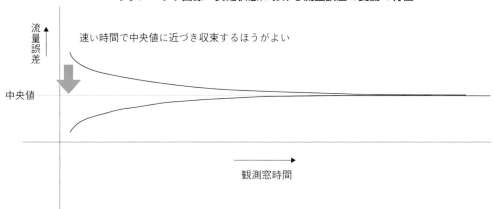

トランペット曲線：安定状態における流量誤差の変動の特性

流量誤差

速い時間で中央値に近づき収束するほうがよい

中央値

観測窓時間

図1　ポンプ性能（スタートアップ曲線とトランペット曲線）（文献4を参考に作成）

シリンジポンプで心血管作動薬を投与している場合、ダブル交換法などで交換しますが、輸液ポンプでシリンジが使えるものを用いると開始直後から流量が安定することや、空気置換のためシリンジ内筒が動かず脈流が起こらないメリットがあります。

除細動器

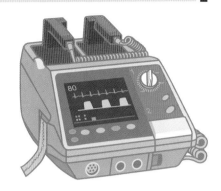

使用目的

　心臓に直流の高圧電流を流すと一時的にすべての心筋細胞が脱分極（リセット）されて、再分極したときに最も優位な洞結節からの信号に従い、不整脈（心房細動や心室細動）を除去して洞調律に復帰させるために使用する医療機器です。

使用方法

除細動用パドルの種類

・外用パドル：除細動器本体に準備されているパドルで、電極部分をスライドして取り外すと小児用パドルとして使用可能です。

・内用パドル：心臓手術の際に直接心臓に皿部分を押し当てて使用します。

・使い捨てパドル：経皮ペーシングやAEDモードでは必須です。

　ここでは、外用パドルの使用方法を示します（**図2**）。

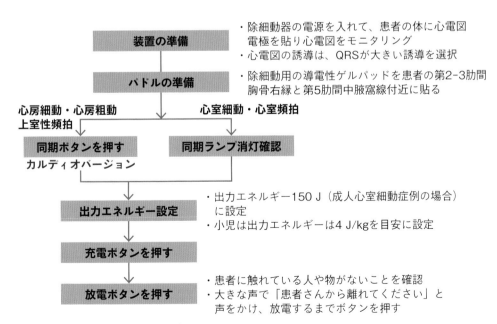

図2　除細動の手順（同期・非同期）

適応・禁忌

適応

・除細動（QRS波に同期しない通電）

・心室細動（VF）・心室頻拍（VT）

・カルディオバージョン（QRS波に同期する通電）

・心房細動（AF）・心房粗動（AFL）・上室性頻拍（PSVT）

　除細動器には、経皮ペーシング機能を有するものがあります。経皮ペーシングの適応は、心静止（asystole）の危険性があるとき、患者が不安定なとき、抗コリン薬などで十分な反応がないときに、経静脈ペーシングまでの人員や設備が整うまでの一時的な状態改善のために使用します。

禁忌

　心静止や無脈性電気活動（pulseless electrical activity：PEA）に除細動を実施すると、心筋にダメージを与えるだけでなく、副交感神経を興奮させて心拍再開の可能性を減らします。

■取り扱いのポイント

熱傷に対する注意

　外用パドルを使用する場合は、除細動用ペーストを塗るか導電性ゲルパッドを使用します。パドル上のコンタクトランプを確認して接触抵抗が低くなっていないと、除細動により熱傷を発生させます。

電撃に対する注意

　ペーストは導通をよくするために使用します。操作者はペーストがついた手や濡れた手でパドルを握らないことや、パドル電極面以外にペーストを塗らないようにします。除細動する際は周囲に声かけを行い、周囲の医療従事者が患者の体の一部、また患者に接続されている装置やコード類の金属には触れていないことを確認します。使い捨てパドルを患者に貼ったまま簡易動作チェックはしません。

使い捨てパドルに対する注意

　使い捨てパドルを使用するときは、専用のパドルケーブルに接続します。ディスポーザブル製品のため使用期限が過ぎたものは使用しないこと、また再使用はできません。長期間使用する場合にはメーカーの添付文書を確認します。

エネルギー出力方法

　除細動器のエネルギー出力方法には2種類あり、心拍再開率や洞調律への復帰率が高いことから、不整脈治療では「二相性波形（biphasic）」が使用されます。

ペースメーカー

使用目的

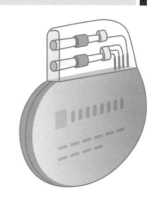

　ペースメーカーは、種々の疾患により刺激伝導系に障害のある心臓や薬剤などで徐脈になった心臓に対して、心臓外から電気的な刺激を与えて必要な心拍数を確保します。ここでは、主に体外式ペースメーカーについて述べます。

使用方法

　体外から心臓を一時的にペーシングする方法として、次の方法があります。

・電極カテーテルを挿入して心内膜表面から刺激を加える経静脈ペーシング
・貼り付け型の電極パッドを用いて体表から刺激を加える経皮ペーシング
・経食道電極を経鼻的に挿入して左心房背面から刺激を加える経食道ペーシング
・心臓手術時では、ワニ口クリップで心臓をつまんで刺激する方法や心表面に留置した一時的な電極を用いる

　通常は内頸静脈、鎖骨下静脈、大腿静脈などからのアプローチが用いられ、X線透視下で右室内に電極を留置して体外にあるペースメーカー本体と接続します。ペースメーカーの主な動作モードを**表2**[5]に示します。

　生体情報モニターで心電図を確認して、問題がなければペースメーカー本体にキーロックをかけるか本体カバーを取り付けて、触れても設定変更ができないようにします。

適応・禁忌

適応

　体外式ペースメーカーの適応は、以下になります。

・高度の徐脈があり、血行動態の悪化、頻回に脳虚血症状が出現する症例
・急性心筋梗塞や心筋炎で、より高度な徐脈性心ブロックに移行する可能性が高い症例

表2　ペースメーカーの機能表示コード（文献5を参考に作成）

1文字目	2文字目	3文字目
ペーシング部位	センシング部位	ペースメーカー 応答様式
A：心房 V：心室 D：心房と心室	A：心房 V：心室 D：心房と心室 O：なし	I：ペーシング抑制 T：同期ペーシング D：抑制と同期 O：抑制と同期ともになし

「D」：dual/両方　「I」：inhibit/抑制　「T」：trigger/同期
ペースメーカーの動作モードは、ペーシング部位・センシング部位・応答様式をアルファベット3文字で表す。主なモードとして以下のようなものがある。
AAI：心房でペーシングとセンシングを行う。
　　　設定したレート内で自己脈（P波）をセンシングしないとペーシングをする。
　　　自己脈（P波）をセンシングするとペーシングをしない。
VVI：心室でペーシングとセンシングを行う。
　　　設定したレート内で自己脈（R波）をセンシングしないとペーシングをする。
　　　自己脈（R波）をセンシングするとペーシングをしない。
DDD：心房と心室でペーシングとセンシングを行うため4パターンの作動方式がある。
　　　パターン1　心房心室で自己脈感知　自己脈
　　　パターン2　心房（P波）感知　心室（R波）無　心房センス心室ペーシング
　　　パターン3　心房（P波）無　心室（R波）感知　心房ペーシング心室センス
　　　パターン4　心房（P波）無　心室（R波）無　心房心室ペーシング

・心臓手術後の血行動態の一時的なサポートが必要な症例

・植込式ペースメーカーの交換時の一時的な使用

・心室頻拍などの頻脈性不整脈出現時に、より速いペーシング刺激で不整脈を止めるオーバードライブ刺激のために使用

禁忌

　MRI環境下には持ち込めません。マイクロ波治療器、低周波・高周波治療器などとは併用しません。

■取り扱いのポイント（表3、4）5)

　万が一、アース線が断線したME機器に漏れ電流があった場合に、医療従事者が素手でペースメーカーのリード線に触れると、患者の心臓に商用交流が流れて（ミクロショック）心室細動を誘発する危険性があります。そのため、電極リード線を取り扱う際にはゴム手袋を着用します。

表3　ペーシング不全の原因
（文献5を参考に作成）
ペーシング刺激が出力されているのに心筋が収縮（反応）しない状態

1. 閾値上昇
   リード線の固定位置のズレ
   薬剤の影響（抗不整脈薬）
2. 出力設定が低い
3. リード線断線
4. 電池の消耗

表4　センシング不全の原因（文献5を参考に作成）
「アンダーセンシング」とは、ペースメーカーが自己脈を感知せずペーシング刺激を発生する状態
「オーバーセンシング」とは、ペースメーカーが自己脈以外の電位を感知してペーシング刺激を出さない状態

1. センシング波高値が小さい
   リード線の固定位置のズレ
2. 感度設定が鋭い、鈍すぎる
3. リード線に障害がある場合や断線
   オーバーセンシングが確認されることが多い
4. 体動による筋電図混入
5. 電磁障害

Column　**新型コロナウイルス感染対策の面から①**

　植込型ペースメーカー（ICD含）を挿入している新型コロナウイルス感染患者が亡くなった場合、主治医から火葬時に破裂することを家族に説明しますが、摘出は強制しません。葬儀係員には、家族から植込まれていることを説明します。火葬場では破裂音がするまで窓の開閉は行いません[6]。

IABP

使用目的

　IABPは、拡張期血圧の上昇と心拍出量を増加させます。それとともに心筋酸素消費量の減少、拡張期冠血流量を増加させることになり、心筋虚血を改善させることができます。

使用方法

　IABPは、大腿動脈から6～8 Frのバルーン付きカテーテルを挿入して、左鎖骨下動脈から2 cm下の胸部下行大動脈に留置します。IABPカテーテルの選択は患者の体格によってバルーン容量30～40 mLのなかから、またバルーン下端が腎動脈よりも上になるような適切なサイズを選択します。

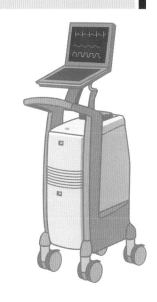

　挿入されたバルーンは心臓の収縮期にしぼみ、拡張期に膨らむように心電図に同期させます。バルーン拡張により得られるダイアストリック・オー

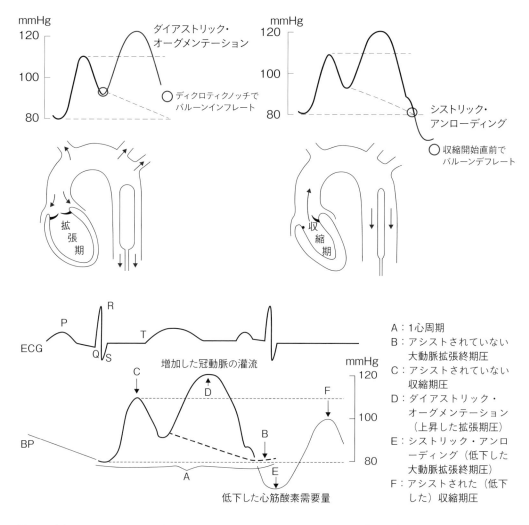

図3　ダイアストリック・オーグメンテーションとシストリック・アンローディング（文献7を参考に作成）

グメンテーション（**図3**）[7]により、拡張期血圧が上昇して冠動脈の血流が増加し、酸素供給量が増える効果があります。また、脳や腎血流も増加します。バルーン収縮により大動脈内の血圧は急激に低下して、心臓は容易に血液を駆出できるシストリック・アンローディング（**図3**）[7]により、後負荷を軽減して心仕事量と心筋酸素消費量を減少させて心拍出量を増加させる効果があります。

適応・禁忌

適応

　心原性ショック、治療抵抗性の急性冠症候群、心筋梗塞後の機械的合併症（僧帽弁閉

鎖不全や心室中隔穿孔など）、ハイリスク心臓手術の周術期、ハイリスク経皮的冠動脈インターベンション（PCI）、難治性心室性不整脈などが適応となります。

禁忌

　重症大動脈弁閉鎖不全、大動脈解離、未治療の閉塞性動脈硬化症、制御不能な出血、敗血症などは禁忌です。

■取り扱いのポイント

モードの選択

　最近のIABPは、オートモードにすると状況に応じて適切なモードを自動選択するようになっていますが、補助直後は動脈圧波形を見ながらバルーンのタイミングを確認します。

　心電図トリガーでは、不整脈で早期R波が出現するとバルーンの拡張と心臓の収縮期が重ならないように安全装置が働きます。心電図トリガーには、使用機種により不整脈モードやペースメーカーモードが搭載されていますが、同期するモードを適切に選択することが重要です。手術室などで電気メスを使用する際、高周波ノイズが発生して良好な心電図波形が得られない場合は動脈圧同期を選択します。頻脈性不整脈の場合には、装置の駆動方式（コンプレッサー式・ベローズ式）の違いによりバルーン追従性が悪くなるので、バルーン容量を減らして追従性を確保するなどの工夫が必要です。

離脱

　IABPからの離脱は、補助比率を1：1から1：2または1：3に下げる方法とバルーン容量を下げる方法がありますが、施設のプロトコルに従って離脱をします。大動脈の石灰化が強い症例などでIABPガスルーメンに血液が見られた場合には、バルーンリークが考えられるため駆動を中止して速やかに抜去します。

　最近、各メーカーから光ファイバー付きバルーンカテーテルが販売されています。光ファイバーには互換性がないので、他施設から受け入れる場合は使用している装置や挿入しているカテーテルの情報をあらかじめ伝えると、受け入れがスムーズになります。

PCPS（V-A ECMO）

■使用目的

PCPS（percutaneous cardiopulmonary support）は、大腿静脈から右房まで脱血カ

ニューラを挿入して脱血し、膜型人工肺で酸素化した血液を遠心ポンプで大腿動脈に送血する装置です。閉鎖型体外循環による静脈-動脈バイパス（Veno-Arterial bypass；V-A ECMO）は、強力な補助循環能力と短時間で装着できる簡便さを有します。心原性ショックや心停止をきたした症例で循環補助をするために使用します。

使用方法（図4）

　PCPS導入時の患者は、循環動態が破綻寸前または破綻した状態なので、速やかに補助循環を開始します。送血と脱血カニューラの挿入（透視下が望ましい）とPCPS回路の準備は同時進行で行います。オートプライミング機能付きの装置を使用すると5分程度で準備が可能です。

　遠心ポンプを外してエアーを確認した後は必ずドライブモーターとの密着を確認します。デカップリング（非密着状態）では、空回りして送血できません。遠心ポンプではフローセンサーが必須ですが、種類によってゼロ点キャリブレーションが必要になります。電源・酸素ブレンダーの配管、人工肺へのガス供給ラインの接続やプライミングラインの閉鎖を忘れないように行います。

　回路とカニューラの接続時にはエアーを入れないよう接続し、チューブ鉗子は脱血側を外して遠心ポンプを回転させて十分に揚力が発生したことを確認して、送血側のチューブ鉗子を外します。このとき酸素流量は100％酸素、血流量比1：1で流します。送血管と脱血管の色の違いを確認します。

適応・禁忌

適応

　PCPSの適応症例は、急性・慢性心不全診療ガイドライン[8]によると、INTERMACSプロファイル1および2に属する重症心不全となります。

・心原性ショックや心停止
・治療抵抗性心室性不整脈
・急性心筋梗塞
・劇症型心筋症
・肺血栓塞栓症によるショック
・偶発性低体温による循環不全
・術後の体外循環離脱困難症例

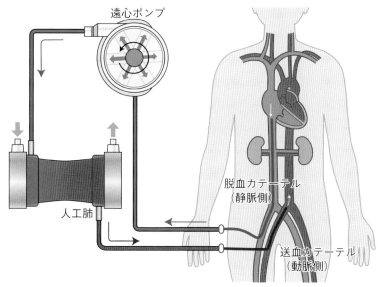

遠心ポンプ

人工肺

脱血カテーテル
（静脈側）

送血カテーテル
（動脈側）

図4　PCPS回路とカニューラ挿入

送血と脱血カニューラの挿入は、一般的に経皮挿入可能な大腿動静脈を選択してセルジンガー法にて行う。

エラスター針で大腿動静脈を確保後ガイドワイヤーを挿入し、ダイレーターで拡張したらカニューラを挿入する。

脱血カニューラは、先端が右房内になるように留置するとよいが、使用するカニューラの特性により変化するので事前に調べる必要がある。

・心肺停止蘇生例（年齢・目撃者の有無・早期の心肺蘇生開始例などの条件で導入を考慮）

禁忌

・不可逆的な脳障害がある症例

・大動脈解離

・活動性出血症例

・高度の大動脈弁閉鎖不全症例

・悪性疾患の末期症例

■取り扱いのポイント

PCPS導入後に肺動脈カテーテルや中心静脈カテーテルを挿入する場合、脱血回路には強い陰圧が発生しているため、右内頸静脈からガイドワイヤーを挿入した際に回路内に吸い込まれた事例が報告されています。

抗凝固療法は、ヘパリンを用いて活性化凝固時間（ACT）200秒前後でコントロールします。ヘパリン起因性血小板減少症（HIT）の場合には、アルガトロバンやナファモ

スタットメシル酸塩を使用して、活性化部分トロンボプラスチン時間（APTT）でコントロールします。

differential hypoxia

　自己心で駆出された順行性血流とPCPSで送血された逆行性送血は、大動脈内で合流します（mixing zone）。自己肺の酸素化不良の血液が駆出されると、冠動脈や上半身が低酸素になります。この状態をdifferential hypoxiaといい、PCPSの大きな問題です。このため、可能な限り右上肢に動脈圧ラインを確保して自己肺のモニタリングを行います。

　酸素化不良があるなら人工呼吸器の設定を調整しますが、改善が認められない場合にはVAV-ECMOやcentral ECMOへのコンバートを検討します。右上肢の酸素化がPCPSと同等のデータの場合には、大動脈弁が開放されていない状態なので、エコーで動きを確認するとともにベント回路の追加を検討します。

離脱基準

　PCPSの離脱基準は、各施設のプロトコルにて決定されています。離脱に際しては、ヘパリンを追加するなど十分な抗凝固療法下で実施します。

　PCPSの血流量を1.0 L/min以下にして血行動態が安定していればカニューラを抜去します。

Arctic Sun™5000 体温管理システム
患者の体表面積の40％以上になるように体幹と大腿部に専用のジェルパッド（4枚）を貼り、装置本体で温度調節（冷却/加温）された滅菌水を循環させて、体表面から患者体温を調節するシステム。
※ジェルパッドは償還価格で算定不可

Thermogard XP® 体温管理システム
中心静脈内に専用の熱交換バルーン付きカテーテルを留置し、装置本体で温度調節（冷却/加温）された生理食塩水がバルーン内に循環することにより、カテーテルを用いて血管内で血液との熱交換を行い、患者体温を調節するシステム。
※専用カテーテルは償還価格で算定可能

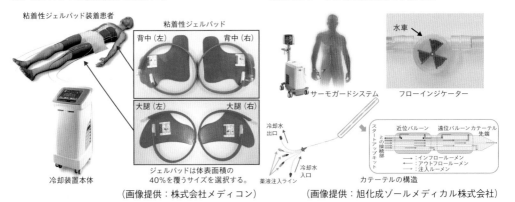

図5　主な体温管理システム

体温管理装置（Arctic Sun、Thermogard）

使用目的

　体温管理療法（target temperature management；TTM）は、低体温により2次性脳損傷の進行を抑えて脳が不可逆的な状態を回避するために行います。体温管理療法の効果として、体温1℃の低下により脳代謝を5〜10％低下させます。また、エネルギーと産生機構を保護するとともにサイトカインやフリーラジカルの産生や脳浮腫を抑制するなど、神経系集中治療において欠くことのできない治療方法です。

使用方法

　古くは、温・冷水を循環させるシートを敷いて体温管理を行う方法でしたが、復温時のコントロールが困難でした。現在は専用の機器（Arctic Sun、Thermogard）**（図5）**（→p.48）を用いないと保険請求ができません。

　いずれの装置を用いた場合でも、日本蘇生協議会（JRC）や米国心臓協会（AHA）などのガイドラインに基づいて心停止から6時間以内、または心拍再開から4時間以内に32〜36℃とする目標温度へ到達させて24時間以上継続します。目標温度に到達した後は、±0.2℃の範囲内で温度のコントロールを行います。冷却維持期間が終了したら復温をします。復温は、急激な体温上昇を避けるために1℃/24時間〜1℃/8時間を目標にする施設が多いようです。

適応・禁忌

適応

　心停止・心拍再開後の患者に対して保険適用となっています。

1. 心肺蘇生後の患者に対して、直腸温35℃以下で12時間以上維持した場合に開始日から3日間に限り算定する
2. 重度脳障害患者への治療的低体温の場合は算定できない
3. 当該点数を算定するにあたり、必ずしも手術を行う必要はない

禁忌

・頭蓋内出血・外傷性心停止

・心停止前が昏睡状態

・重症敗血症

・偶発性低体温症（34℃未満・来院時鼓膜温33℃以下）

・活動性出血

・薬物過剰摂取による心停止

・不安定な血行動態（平均血圧60 mmHg以下）

・血小板減少症または凝固異常

・妊婦・がん終末期

■取り扱いのポイント

シバリングの発生により熱の産生や血管収縮が生じて体温低下効率が悪くなります。このため脳代謝率の増大、代謝要求の増大、酸素消費量および二酸化炭素生成やフリーラジカルも増加して、TTMの効果が薄れてしまいます。米国の研究では、アセトアミノフェン、硫酸マグネシウムを治療開始とともに投与し、スキンケアウォーミング（四肢末梢を加温）することで過度の鎮静や筋弛緩薬を使用せずにシバリング予防ができたとの報告があります。

患者体温の測定には、食道温や咽頭温の測定が望まれますが、一般的に膀胱温を用いることが多いです。膀胱温を測定する場合には、尿量が低下すると正確な温度が測定できないので、温度プローブ製造メーカーの添付文書で最小尿量を確認します。

Column 新型コロナウイルス感染対策の面から②

「新型コロナウイルス感染症流行下における熱中症対応の手引き」[9]によれば、COVID-19を疑う熱中症の初期治療では積極的な全身冷却を必要とします。この場合の冷却方法として局所冷却、クーリングマット（Arctic Sun）、血管内冷却などの冷却装置（Thermogard）を用いた方法が推奨されます。

補助循環用ポンプカテーテル

使用目的

心原性ショックなどの薬物療法抵抗性の急性心不全に対して、体循環を補助するカテーテル式血液ポンプ（軸流ポンプ）です。

表5　ポンプカテーテルの種類と構造（文献10より改変）

	インペラ2.5	インペラCP	インペラ5.0	構造
最大補助流量	2.5 L/min	3.7 L/min	5.0 L/min	カテーテル先端の吸入部が左心室に、吐出部が大動脈に位置するよう留置し、内蔵インペラの回転で順行性の血流を発生させ、左心室からの直接脱血による除荷と体循環の維持を行う
最大回転数	51,000 rpm	46,000 rpm	33,000 rpm	
ポンプ径	12 Fr	14 Fr	21 Fr	
シャフト径	9 Fr	9 Fr	9 Fr	
挿入方法	13 Frピールアウェイ式イントロデューサを介して経皮的に挿入	14 Frピールアウェイ式イントロデューサを介して経皮的に挿入	カットダウン法による外科的挿入	
留置用ガイドワイヤー	0.018インチ	0.018インチ	0.018インチ	
使用日数	5日	8日	10日	

（画像提供：日本アビオメッド株式会社）

使用方法

　開胸手術をせず、経皮的（2.5、CP）/経血管的（5.0）にポンプカテーテルを左心室内に挿入・留置し、ポンプカテーテル先端の吸入部から血液を吸引し、上行大動脈に位置した吐出部から送り出すことにより、順行性に体循環を補助します**（表5）**[10]。

適応・禁忌

適応

　急性心筋梗塞や心筋炎などによる、薬物による治療が困難な循環不全が遷延する重症心不全や心原性ショックの症例で使用します。

禁忌

　大動脈弁置換術後（機械弁）、中等度以上の大動脈弁逆流症、大動脈解離、大動脈瘤、重度の閉塞性動脈硬化症、大動脈の高度屈曲や蛇行、左室内血栓などは禁忌です。

■取り扱いのポイント

　補助人工心臓治療関連学会協議会インペラ部会の「IMPELLA適正使用指針」[11]に従い、適応基準や施設要件を満たした施設で装置を購入、使用することができます。

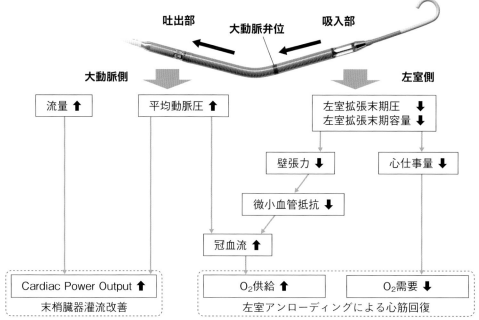

吐出部　　大動脈弁位　　吸入部

大動脈側　　　　　　　　　　　　　　　　左室側

| 流量 ↑ | 平均動脈圧 ↑ | 左室拡張末期圧 ↓ 左室拡張末期容量 ↓ |

壁張力 ↓　　　　　心仕事量 ↓

微小血管抵抗 ↓

冠血流 ↑

| Cardiac Power Output ↑ 末梢臓器灌流改善 | O₂供給 ↑ | O₂需要 ↓ |

左室アンローディングによる心筋回復

図6　インペラの効果（文献10より改変）
（画像提供：日本アビオメッド株式会社）

　①左心室からの脱血による心負荷低減効果と、②自己心とインペラによる大動脈への順行性送血による平均同脈圧の上昇と血液流量増加により、心筋酸素消費量の減少と冠動脈流量増加と末梢臓器還流量増加が主な効果になります。低侵襲で心筋への負荷を軽減しながら順行性の血流補助を迅速に行うことで、血行動態の改善、心臓の回復を目指すことが可能となります**（図6）**[10]。

　インペラの流量は実測したものではなく、各補助レベル（P0～P9）の回転数と消費電力により表示されているものになります。これは、吸入部と吐出部の圧差が60 mmHgの環境下で行った体外実験による計測値で、サクションや留置位置、後負荷により実際の流量が表示値と異なることがあります。

　補助中は、胸部X線や心エコーでカテーテルの位置の確認を行います。インペラは、酸素化能には寄与しないので自己肺の酸素が不良の場合はV-AまたはV-V ECMOの導入を考慮します。

離脱

　離脱は、補助レベルを徐々に低下させてレベル2で数時間経過観察の後に血行動態を確認して、問題がなければ補助を停止・抜去します。PCPS（V-A ECMO）を併用している場合は先にPCPS（V-A ECMO）を離脱します。

引用・参考文献

1) 荒堀仁美. 輸液ポンプ・シリンジポンプ. 周産期医学. 48 (6), 2018, 729-34.
2) テルフュージョン®輸液ポンプTE-261添付文書. 2017年11月改訂 (第6版新記載要領に基づく改訂, 他).
3) テルフュージョンシリンジポンプ38型添付文書. 2020年1月改訂 (第2版).
4) 日本医師会医療安全器材開発委員会. "ポンプの性能を理解しましょう。". 輸液ポンプ等使用の手引き. 2002, 8.
5) W.フィッシャーほか. ペーシング療法の実際. 東京, 丸善出版, 1998, 60-116.
6) 日本不整脈デバイス工業会. ペースメーカーの処理に関するお願い.
7) ゲティンゲグループ・ジャパン株式会社. IABP Intra-Aortic Balloon Pumping：大動脈内バルーンポンピングCARDIOSAVE™.
8) 日本循環器学会ほか. "第6章手術療法". 2021年JCS/JHFSガイドラインフォーカスアップデート版 急性・慢性心不全診療. https://www.j-circ.or.jp/cms/wp-content/uploads/2021/03/JCS2021_Tsutsui.pdf (accessed 2021-08-04)
9) 新型コロナウイルス感染症の流行を踏まえた熱中症診療に関するワーキンググループ. 新型コロナウイルス感染症流行下における熱中症対応の手引き (医療従事者向け). 日本救急医学会・日本臨床救急医学会・日本感染症学会・日本呼吸器学会. 2020年7月. https://www.kansensho.or.jp/uploads/files/news/gakkai/covid19_tebiki_2007.pdf (accessed 2021-08-13)
10) 日本アビオメッド株式会社. Impellaテキストブック：Impella 2.5/Impella CP/Impella 5.0.
11) 補助人工心臓治療関連学会協議会インペラ部会. IMPELLA適正使用指針. https://j-pvad.jp/guidance/ (accessed 2021-08-13)
12) 宇都宮精治郎. 第1種治療装置における輸液の方法と問題点. 日本高気圧環境・潜水医学会雑誌. 48 (4), 2013, 304.
13) 松井晃. 昇圧薬微量投与における輸液ポンプAS-800の有用性. アトムメディカル株式会社.
14) 日本蘇生協議会監. JRC蘇生ガイドライン2020. 東京, 医学書院, 2021, 532p.
15) 堀進悟. "二相性波形除細動器の歴史と有効性に関する文献調査". 包括的指示下での除細動に関する研究会報告書. 総務省消防庁, 2003, 5.
16) 林常夫ほか. 生体機能補助・代行機器循環器関連—心臓ペースメーカー, ICD, AED. 月刊薬事. 50 (9), 2008, 1361-7.
17) オスピカPACE203H添付文書. 2017年10月改訂 (第12版：新記載要領に基づく改訂).
18) 金徹. 大動脈内バルーンパンピング. 日本臨床麻酔学会誌. 40 (5), 2020, 527-34.
19) 石原正治. IABPによる循環補助の有用性と限界. 心臓. 52 (5), 2020, 468-72.
20) 戸田宏一. VA-ECMO (PCPS) による循環補助の有用性と限界. 心臓. 52 (5), 2020, 473-7.
21) 伊藤明日香. 周術期管理における循環補助法 経皮的心肺補助装置. 日本臨床麻酔学会誌. 40 (5), 2020, 535-40.
22) 肥後太基. 開胸を要する急性期補助循環 (central ECMOや体外設置型VAD) の使用はどのような場合に必要ですか?. Heart View. 24 (4), 2020, 354-9.
23) 日本体外循環技術医学会. ガイドワイヤーが補助循環回路の遠心ポンプに吸い込まれる事例の案内. 2018. https://jasect.org/1046 (accessed 2021-05-21)
24) American Heart Association. 2020アメリカ心臓協会 (American Heart Association) CPRおよびECCのガイドラインハイライト. https://cpr.heart.org/-/media/cpr-files/cpr-guidelines-files/highlights/hghlghts_2020eccguidelines_japanese.pdf (accessed 2021-08-04)
25) 株式会社メディコン. Arctic Sun5000体温管理システム取扱説明書. 第5版. 2014.
26) 旭化成ゾールメディカル株式会社. サーモガードシステム取り扱い説明資料v.3.
27) 関根秀介ほか. 体温管理療法の現状. 日本臨床麻酔学会誌. 40 (2), 2020, 172-7.
28) 黒田泰弘. 体温管理療法と2015ガイドライン. 日本麻酔科学会準機関誌. 66 (9), 2017, 966-76.
29) Choi, H.A. et al. Prevention of Shivering During Therapeutic Temperature Modulation：The Columbia Anti-Shivering Protocol. Neurocrit Care. 14 (3), 2011, 389-94.
30) 興野寛幸ほか. 補助循環用ポンプカテーテル：インペラ (IMPELLA). 日本臨牀. 77 (増刊号2), 2019, 598-603.
31) 朔啓太ほか. PV loopの視点から考察する経皮的循環補助デバイスにおけるImpellaの立ち位置. 循環制御. 40 (2), 2019, 95-100.

5

血液浄化に使うME機器

相嶋一登　横浜市立市民病院 臨床工学部 担当課長

はじめに

　血液浄化療法とは、「血液中に存在する病因物質を取り除き、かつ生体に必要な物質を補充する」ことにより病態の改善を図る治療法です。現在ではさまざまな血液浄化療法が導入されていますが、これらの方法の選択は「何を取り除くか」と「どのくらいの時間をかけるのか」という2つの軸で判断されます。

　特に取り除く病因物質とそれを除去する手段、原理によって血液浄化療法は多様化しています。2012年には血液透析濾過に使用するヘモフィルターと血漿交換（PE）に使用する血漿分離膜を取り違え、患者が死亡するという重大事故が発生しました[1]。血液浄化の原理を正しく理解し、適切な医療機器（血液浄化装置やヘモフィルターなど）を使用することが重要です。

血液浄化の原理

　各種血液浄化療法を理解するために、血液浄化に用いられる原理について理解しましょう。

拡散（透析）

　半透膜を介して溶液Aと溶液Bが接しているとします。溶液Aには溶質 α が、溶液Bには溶質 β が存在するとします。溶液Aと溶液Bには溶質である α、β のそれぞれについて濃度差が存在していることになります。溶質は自由に動いている（ブラウン運動）ので、半透膜の細孔を通り抜けることのできる物質は、半透膜を通り抜けて濃度の低い方に移動します。次第に溶液Aと溶液Bの濃度差が縮小し、最終的には濃度が均一になります（図1）。

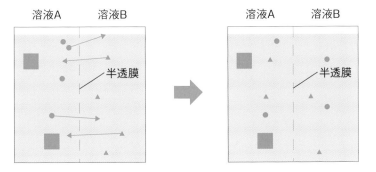

半透膜（ダイアライザー）の細孔を通り抜けることのできる溶質は濃度の
低い方に移動することで溶液A、溶液Bの濃度が均一になる。

図1　血液透析の原理（拡散）

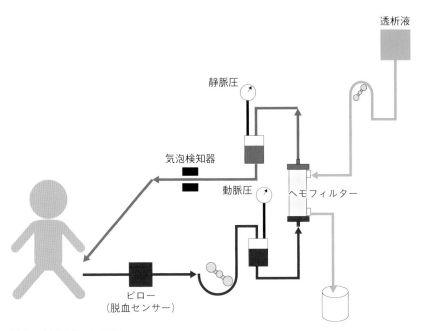

図2　血液透析の回路図

　病因物質を含む患者の血液を溶液Aと見立て、透析液を溶液Bとすると病因物質が透
析液に移動することになり、患者血液中の病因物質濃度が低下していきます。患者の血
液からより多く病因物質を除去したい場合は、透析液中にその物質を含まなければ濃度
差が大きくなり除去効率が大きくなります。一方で透析液から補充したい物質があれば、
血液中よりも高い濃度で透析液に入れておけばよいわけです。拡散の原理を利用した血
液浄化を「血液透析（hemodialysis：HD）」といいます（図2）。

血液透析では、半透膜（ダイアライザー）を介して血液と透析液との間で物質移動を行っています。物質移動の速度は濃度差により規定されます。濃度差を維持し、安定的に物質移動を行うために血液と透析液は向流にしています**（図3）**。

濾過

濾過は透析と異なり、濾過膜（ヘモフィルター）を介した溶液A、溶液Bに圧力差を設けることで溶媒と溶質を同時に移動させることをいいます**（図4）**。濾過では溶質を押し出すことになるので、拡散に比べて大きい分子量の物質を移動させることができます。濾過の原理を利用した血液浄化を「血液濾過（hemofiltration；HF）」といいます。血液濾過では溶質除去のために血液中の水分が同時に除去されるため、同量の電解質液を補充する必要があります。具体的には、濾過量＝補充液量＋除水量となります**（図5）**。

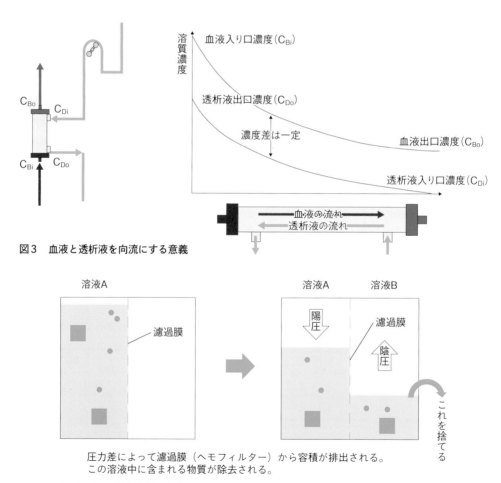

図3　血液と透析液を向流にする意義

圧力差によって濾過膜（ヘモフィルター）から容積が排出される。
この溶液中に含まれる物質が除去される。

図4　血液濾過の原理（濾過）

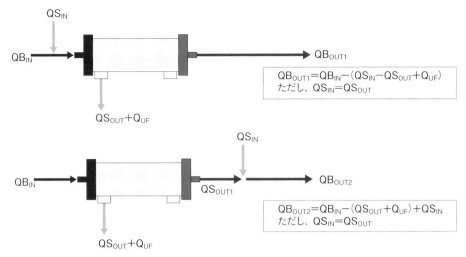

$$QB_{OUT1} = QB_{IN} - (QS_{IN} - QS_{OUT} + Q_{UF})$$
ただし、$QS_{IN} = QS_{OUT}$

$$QB_{OUT2} = QB_{IN} - (QS_{OUT} + Q_{UF}) + QS_{IN}$$
ただし、$QS_{IN} = QS_{OUT}$

図5　前希釈法（上）と後希釈法（下）

前希釈法

　前希釈法とは、血液濾過で除去される水分と同量の置換液をヘモフィルター前で補充するものです。ヘモフィルター前で血液が希釈されるため、透析による溶質除去の効率は低下しますが、濾過流量を増加することにより濾過による溶質除去を増加することができます（図6）。

後希釈法

　後希釈法は、ヘモフィルターで濾過により除去された水分を後に補充するものです（図7）。前希釈法と比較して拡散による溶質除去効率は維持されますが、濾過による溶質除去には限界があります。濾過流量を増加させるとヘモフィルター内で血液濃縮が起こり、フィルターの目詰まりなどのトラブルが発生することになります。

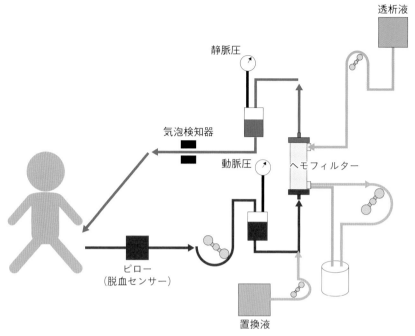

図6　血液透析濾過の回路図（前希釈法）

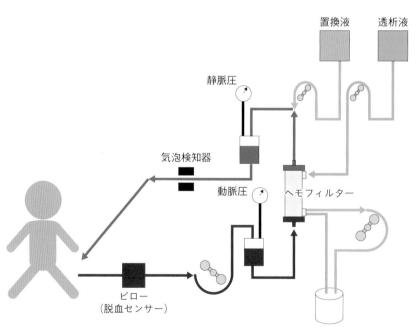

図7　血液透析濾過の回路図（後希釈法）

血漿交換

　膜の細孔をさらに大きくすることで、濾過によって血漿を除去することができます。また、免疫グロブリンや血漿蛋白に結合した薬物も除去することができます。血漿を除去した場合には、等量の血漿やアルブミン製剤を補充します**（図8）**。これは血漿交換（PE）と呼ばれます。

吸着

　吸着とは、吸着剤表面に特定の物質を結合させることにより、除去を行うものです。除去することを意図した物質に応じた吸着剤が用いられます。活性炭吸着カラムを用いた血中薬物の除去やビリルビン吸着、エンドトキシン吸着などが臨床応用されています。血液を直接吸着カラムに灌流させる方法（直接血液灌流：DHP）**（図9）**と血漿を分離したうえで吸着カラムに灌流させる方法（血漿灌流：PP）があります。

　また、血液透析で使用される濾過膜の素材（ポリメチルメタクリレート〔PMMA〕やポリアクリロニトリル〔AN69ST〕）ではサイトカインの吸着が認められており[2, 3]、サイトカイン除去を目的として使用されることがあります。

Part 1　救急・ICUで使うME機器をまとめてチェック！

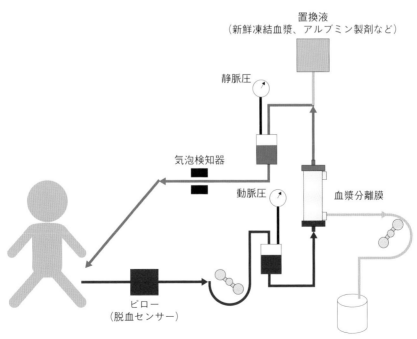

図8　血漿交換の回路図

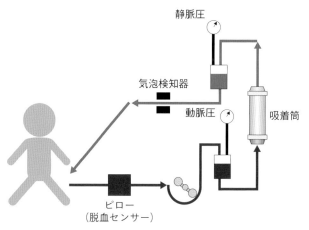

図9　血液直接灌流の回路図

（図中ラベル：静脈圧、気泡検知器、動脈圧、吸着筒、ピロー（脱血センサー））

腎代替療法（renal replacement therapy；RRT）

　腎機能が低下した場合に、腎の機能を補助することを目的として行われる血液浄化療法を腎代替療法といいます。腎代替療法では血液透析（HD）もしくは血液濾過（HF）、そして両方を同時に行う血液透析濾過（HDF）が用いられます。血液浄化療法として、どのような原理を用いるかによって回路が異なります（図2、6、7）が、一般的には回路構成は統一となっており、駆動させるポンプを制御して血液透析（HD）、血液濾過（HF）、血液透析濾過（HDF）を選択します。

間欠的腎代替療法（IRRT）と持続的腎代替療法（CRRT）

　腎代替療法の施行方法を治療時間の概念で区分した名称となります。IRRTは一般的には4時間程度の血液浄化を週3回実施します。いわゆる維持透析で実施することが多い方法です。一方で、CRRTは循環動態が不安定な患者において一定期間持続的に施行する血液浄化療法です。IRRTとCRRTの中間概念となる手法として、持続低効率透析（sustained low efficiency dialysis：SLED）も臨床応用されています。

　生体腎は24時間365日はたらいており、常に血液中の老廃物の除去、尿の生成を行っていますが、IRRTの場合は週3回4時間（12時間/週）で生体腎の役割を代行しなければなりません。したがって高効率の血液浄化を行う必要があり、通常400〜500 mL/minの透析液を使用します。これは1時間で30 L、4時間で120 L/回の透析液を必要とすることになるため、水道水をRO装置で純水化し、透析液供給装置を使用して透析液を自家生成しています。つまり透析液を生成する設備が必要となります。血液浄化センター以

外の集中治療室などでIRRTを行う場合には、水道水の給水口と排水設備、個人用RO水精製装置および個人用透析装置が必要になります。一方、CRRTの場合は使用する透析液が少ないことから、特別な設備を必要としません。

透析、濾過の溶質除去効率

HDFにおける溶質除去は「クリアランス」で表します。「クリアランス」とは「ある物質の濃度をゼロにすることのできる血液量」です**（図10）**。溶質クリアランスを規定するのは、①血液流量、②透析液流量、③総括物質移動係数であり、③は溶質の特性と膜面積で規定されます。基本的にクリアランスを構成する変数は、①血液流量と②透析液流量となります。

クリアランスは構成する要素の最も低い値で規定されます。給排水や個人用RO水精製装置が使用できる場合は大量の透析液を生成できるため、400～500 mL/minの流量で透析液を使用できます。血液流量は一般的に100～250 mL/minに設定されることから、透析液流量よりも血液流量が少なくなります。したがって、IRRTにおけるクリアランスは血液流量に依存することになります。

CRRTの場合は長時間血液浄化を持続するため、IRRTに比べて溶質除去効率は低く設定されています。透析液流量と濾過流量は合計で1,000 mL/h程度に設定されることが多い[4]ようです。これを単位換算すると16.6 mL/minとなります。持続血液浄化においては血液流量が80～120 mL/minに設定されるので、透析液流量に比べて多くなります。したがって、この場合のクリアランスは透析液流量に依存することになります。つまり

・クリアランスとはある物質の濃度をゼロにすることのできる血液量

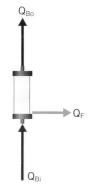

$$CL = \underbrace{\frac{C_{Bi} - C_{Bo}}{C_{Bi}} Q_{Bo}}_{\substack{透析（拡散）による \\ クリアランス}} + \underbrace{Q_F}_{\substack{濾過による \\ クリアランス}}$$

血液入り口流量（Q_{Bi}）は、血液出口流量（Q_{Bo}）と濾過流量（Q_F）の和となる。

※透析膜の細孔を通り抜けることのできる小分子量物質では上記の式が成立するが、細孔を通り抜けることのできない物質は除去されない。

図10　クリアランス

CRRTの場合においては、溶質除去効率を上げる（カリウムを早く除去したい！など）ためには透析液流量もしくは濾過流量を増加する必要があります。海外では25〜30 mL/h/kgの透析液を使用していますが、わが国においては10〜15 mL/h/kgでも十分な治療効果がみられています[4]。

溶質の分子量と血液浄化のモードによるクリアランスの関係を比較した研究[2]では、血中尿素窒素（分子量60）においては差を認めませんでした。中分子量物質であるビタミンB$_{12}$（分子量1,355）、デキストラン（分子量4,400）、ミオグロビン（分子量17,800）では透析液流量、濾過流量が増加するに従いクリアランスが増加し、血液浄化モードでは持続血液濾過（CHF）＞持続的血液濾過透析（CHDF）＞持続的血液透析（CHD）の順となっています。

これらの特性を十分に考慮し、透析液という資源を考慮しつつ、除去したい病因物質にあわせた血液浄化モードを適切に選択することが必要です。

Column 出来高算定とDPCの薬剤費請求の違い

出来高算定の場合、透析液・補充液は薬剤費で請求できるのは17〜20 L程度までとされており、保険診療内での低効率の血液浄化しか実施できない制度となっています。DPCによる包括診療もしくは特定集中治療室管理料算定においては、薬剤費は包括されています。

間欠的腎代替療法（IRRT）の適応

救急・集中領域でのIRRTの適応としては、循環動態の安定している溢水、高カリウム血症などの危機的な電解質異常、薬物中毒が挙げられます。持続血液浄化に比べてクリアランスが高いため、特に電解質異常については、速やかに補正が行えることや抗凝固薬投与が血液浄化施行時間に限られること、人的リソースの観点から患者の状態が許せばIRRTを検討すべきであると考えます。

「日本版敗血症診療ガイドライン2020」[5]では、敗血症性腎障害に対する腎代替療法として、IRRTとCRRTのどちらでも構わない、とされています。

Column 新型コロナウイルス感染症と血液浄化療法

　新型コロナウイルスに感染した患者は隔離して血液浄化を行う必要があり、必ずしも血液浄化療法に慣れていない病棟、スタッフのもとで治療を行うことになります。体外循環を行っているため抜針などによる回路外れは大量出血を引き起こし大きな事故になります。また、アナフィラキシーショックや除水に伴う血圧低下にも気を配る必要があります。血液浄化療法の実施にあたっては、血液浄化療法の原理や緊急時の対処方法を十分に理解し、可能であればトラブルシミュレーションを行っておくと、いざという時に役立ちます。

引用・参考文献

1）塚本達雄ほか．持続的血液浄化療法施行中の医療器具取り違えによる肝移植後患者死亡―事例報告と再発防止策―．日本急性血液浄化学会雑誌．4（2），2013，148-53.
2）山下芳久ほか．急性血液浄化療法に用いられる血液濾過器（hemofilter）の現状と今後の可能性について．日本集中治療医学会誌．26（6），2019，423-9.
3）森山和広ほか．Cytokine-adsorbing hemofiltersによるサイトカイン吸着特性の検討．日本急性血液浄化学会雑誌．10（1），2019，5-9.
4）H, Yasuda. The lower limit of intensity to control uremia during continuous renal replacement therapy. Crit care. 18（5），2014，539.
5）日本集中治療医学会ほか．日本版敗血症診療ガイドライン2020（J-SSCG2020）ダイジェスト版．東京，真興交易（株）医書出版部，2021，320p.

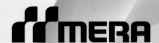

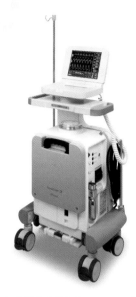
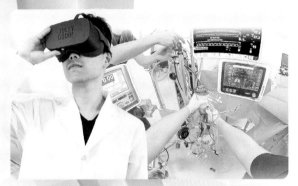

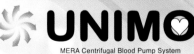

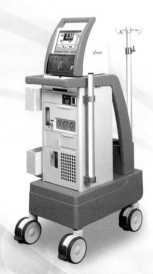

救急・ICUの呼吸・循環管理ケーススタディ

1

低侵襲で有用な Nasal HF Therapy

島田航輔 済生会横浜市南部病院 救急診療科

Case

85歳、男性。1週間前から呼吸苦を自覚していたが、立ち上がれないほど増悪したため救急要請し当院に搬送となった。既往歴として陳旧性心筋梗塞、慢性心不全、アルツハイマー型認知症がある。フロセミド錠40 mgなどの内服歴があるが、最近は認知症の進行により飲み忘れが多かったという。

来院時のバイタルサインは、意識レベルJCS I-2、呼吸数30回/min、心拍数90回/minでリズムは整、血圧135/70 mmHg、SpO_2 93%（リザーバーマスク酸素10 L/min投与下）。肩を使った努力様の呼吸で、両肺野で水泡音を聴取しピンク色の泡沫状痰が吸引を要するほど多量であった。頸静脈の怒張を認め、下腿には圧迫で消失しない浮腫を認める。血液ガス分析ではpH 7.37、PaO_2 70 mmHg、$PaCO_2$ 35 mmHg、HCO_3^- 24.0 mmol/Lであった。

Caseで使用するME機器

● high flow nasal cannula（HFNC） ◀ feature!

ここはチェック！ 確認ポイント

◆ 低酸素血症の程度はどうか？

◆ Ⅰ型呼吸不全かⅡ型呼吸不全か？

解説

低酸素血症の程度はどうか？

■特徴と適応

HFNCとは、院内の配管から高流量で酸素を投与する「高流量システム」の一つです。学会や学術誌では経鼻高流量酸素療法（high flow nasal cannula；HFNC）という名称が

一般的ですが、国内ではFisher & Paykel Healthcare社のNasal High Flow^{TM}の普及が多く、臨床の現場ではネーザルハイフローと呼ぶことが多いように思います。本稿では学術誌にならって、HFNCと呼びます。

　HFNCの一番の特徴は、高流量での酸素投与により、高い精度で高濃度酸素を投与できることです。呼吸不全の患者の吸気流速は30〜40 L/minほどといわれ、鼻カニューラやリザーバーマスクといった低流量での酸素投与だと吸気時に周囲の大気を引き込んでしまい、高い酸素濃度での酸素投与ができません。しかし、鼻カニューラで酸素流量を4 L/min以上に上げていくと鼻腔に強く風が当たり続けることになり、疼痛が強く鼻出血もきたし使用できたものではありません。

　そこでHFNCでは、加温加湿することで高流量での酸素投与を可能としています。ブレンダーで酸素と空気を混合しF_1O_2を規定した混合気を、高性能の加温加湿器によって加温加湿することで体温に相当する相対湿度100 %のガスを投与することが可能となります。この仕組みにより、鼻腔内を乾燥させることなく最高60 L/minまでの高流量で、F_1O_2 1.0までの高濃度の酸素を投与できるのです。

　HFNCの適応は、まず重度の低酸素血症であることです。ネーザルカニューラでの酸素投与で十分にSpO_2を維持できるなら、あえて使用する意義はありません。フェイスマスク8 L/minやリザーバーマスク10 L/minなど酸素投与量を増やしてもSpO_2が維持できず、高濃度での酸素投与が必要な症例がHFNCの適応となります。

Ⅰ型呼吸不全かⅡ型呼吸不全か？

　HFNCは高流量での酸素投与によって高濃度の酸素投与が可能となります。しかし、換気量を増やしたり換気回数を保証したりするわけではありません。なのでCO_2が貯留しているⅡ型呼吸不全では、酸素化は改善してもCO_2は貯留する一方で、むしろ高濃度の酸素投与によってCO_2ナルコーシスをきたすリスクもあります。そのため、HFNCの適応は原則としてCO_2貯留のないⅠ型呼吸不全ということになります。

　患者は利尿薬の内服ができていなかったことにより体液の貯留をきたした急性心不全の診断で入院となった。NPPVの使用も考慮されたが、心不全による泡沫状の痰が多く吸引を要することからNPPVは適応がなく、HFNCで加療開始することとした。HFNCをF_1O_2 0.9、流量40 L/minに設定したところ、SpO_2 95 %となり、呼吸数は18回/minまで下がり呼吸苦もいくらか落ち着いた。ラシックス®40 mgを静注したところ1時間で500 mLの排尿を認め、PaO_2 105 mmHgまで改善したため、F_1O_2 0.8に変更

とした。

引き続きラシックス®の静注での除水を続け、呼吸苦症状、呼吸数、呼吸様式、SpO_2、PaO_2を基準に24時間後にはF_IO_2 0.4まで下げられたため、HFNCを離脱して鼻カニューラへ変更とした。その後、利尿薬の調整を行い、在宅看護の導入を行い10日後に自宅退院となった。

呼吸管理とアセスメントのポイント

HFNCの設定

HFNCの設定は人工呼吸器に比べると簡単で、設定項目はF_IO_2と吸気流量の2つだけです。

■F_IO_2

F_IO_2はHFNC導入前に行っていた治療を参考に、導入前と同程度か+0.1程度に設定します。本症例ではリザーバーマスク10 L/minで酸素投与を行っていたので、F_IO_2 0.9と見積もって、HFNCもF_IO_2 0.9に設定しました。

その後の設定変更は、低流量での酸素投与中や人工呼吸管理中と変わりありません。呼吸苦症状や呼吸数、呼吸様式、SpO_2、PaO_2などを参考にしながらF_IO_2を0.1程度ずつ減量していきます。人工呼吸器の離脱時の自発呼吸トライアル（SBT）などの離脱基準はいわれていませんが、F_IO_2 0.3〜0.4程度まで下げられたらフェイスマスクやネーザルカニューラへ変更とすることが多いです。それでSpO_2が下がるようなら容易に再装着が可能な点は、HFNCの利点の一つです。

■吸気流量

吸気流量は30〜40 L/min以上に設定することが必要です。先に述べたように呼吸不全の患者の吸気流速は30〜40 L/min程度であるため、それ以下の流量だと室内気を吸い込んでしまい、実際のF_IO_2が設定値以下となってしまいます。そうすると高い精度で高濃度の酸素を投与できるというHFNCの最大の利点を生かせません。

HFNCは高流量の酸素投与を行っても加温加湿しているため、鼻腔の疼痛や不快感がなく使用できます。しかし、空気の勢いはありそれなりの音がするので、患者が慣れないうちは流量を低めで開始して、徐々に上げていくことも一つの手段です。また、吸気努力が強い患者には程度に応じて吸気流速を上げることも考慮します。ただし、病院の中央配管ガス供給圧の規定から最大の流量は60 L/minとなります。

HFNCの利点

HFNCの最大の利点は繰り返し述べているように、高い精度で高濃度の酸素投与ができる点です。HFNCにはそれ以外にもいくつかの利点があることがいわれています。

①解剖学的死腔のウォッシュアウト

高流量で酸素を投与することで呼気とぶつかって乱流となり、鼻腔の解剖学的死腔に溜まった空気が洗い流されて、新鮮な空気で満たされます。その結果、50 mLほどの鼻腔スペース分の死腔が換気に用いられるようになり、換気量が増えて呼吸仕事量を軽減するといわれています[1, 2]。

②少量のPEEP効果

高流量の酸素投与によって少量のPEEP効果があるといわれています。具体的には、30 L/minで1.93 cmH2O、40 L/minで2.58 cmH2O、50 L/minで3.31 cmH2Oと流量が多いほどPEEP効果は高まります[3]。しかし、いずれも口を閉じた状態での値であることには注意が必要です。

また、NPPVによるPEEPと比べるとかなり低く、Ⅱ型呼吸不全の高二酸化炭素血症を改善する用途で使用するには心もとない値です。COPD急性増悪や心原生肺水腫といった疾患では、ガイドラインでも強いエビデンスのもとでNPPVの使用が推奨されています[4, 5]。一方でHFNCのエビデンスは十分とはいえません。HFNCはNPPVの代わりにはならないことは理解しておく必要があります。

③痰の喀出促進

HFNCでは相対湿度100％の体温相当の酸素が投与されるため、加湿効果があります。水蒸気による加湿によって、ネブライザー吸入の際のように痰などの気道分泌物の喀出のサポートを期待できます[6]。

④飲水や食事が可能

鼻からの酸素投与となるので飲水や食事が可能です。これはマスクでの酸素投与、NPPV、気管挿管中には不可能であり、HFNCの大きなメリットです。ただし、高流量の酸素投与により嚥下が障害され誤嚥のリスクは高まるので、ゼリーや流動食など嚥下しやすいものから開始したり、飲水時にはとろみをつけたりといった工夫が必要です。

当施設では、食事はゼリーやプリンなどから開始し、食事時には流量を10 L/minまで下げ、代わりにF_1O_2を上げるようにしています。

HFNCの注意点

HFNCは、このようにさまざまな利点をもつうえに使用方法も簡便で、今後さらに普

Part 2　救急・ICUの呼吸・循環管理ケーススタディ

及が進んでいくと思われます。NPPVの場合は患者が不穏であったり意識障害があったりして同調ができずに使用できないケースも多いですが、HFNCは鼻カニューラと同じ感覚で導入でき、それでいて重症患者にも適応があります。しかし、簡便に高いF_IO_2を投与できてしまうために患者の重症化を見逃してしまう危険があります。例えば、人工呼吸器でF_IO_2 0.8を投与しているとかなり重症な呼吸不全であると認識しますが、HFNCで鼻からF_IO_2 0.8を投与しながら飲水をしている姿を見ると重症感が薄れてしまい、NPPV導入や気管挿管のタイミングを逃してしまうということです。

実際に、HFNCを使用後に気管挿管となった症例では、早期気管挿管とした症例よりも48時間以上HFNCを使用した末に気管挿管に至った症例の方が予後不良であったと報告されています[7]。繰り返しになりますが、HFNCは少量のPEEP効果はあるもののⅡ型呼吸不全には適応はありません。また、ARDSのようにしっかりとPEEPをかけて肺保護換気を行うべき症例には、ためらわず気管挿管することが重要です。

■ 引用・参考文献 ■

1) Kernick, J. et al. What is the evidence for the use of high flow nasal cannula oxygen in adult patients admitted to critical care units? A systematic review. Aust Crit Care. 23 (2), 2010, 53-70.
2) Möller, W. et al. Nasal high flow reduces dead space. J Appl Physiol (1985). 122 (1), 2017, 191-7.
3) Parke, RL. et al. The Effects of Flow on Airway Pressure During Nasal High-Flow Oxygen Therapy. Respir Care. 56 (8), 2011, 1151-5.
4) Akashiba, T. et al. The Japanese Respiratory Society Noninvasive Positive Pressure Ventilation (NPPV) Guidelines (second revised edition). Respir Investig. 55 (1), 2017, 83-92.
5) Rochwerg, B. et al. Official ERS/ATS clinical practice guidelines: noninvasive ventilation for acute respiratory failure. Eur Respir J. 50 (2), 2017, 1602426.
6) Hasani. A. et al. Domiciliary humidification improves lung mucociliary clearance in patients with bronchiectasis. Chron Respir dis. 5 (2), 2008, 81-6.
7) Ischaki, E. et al. Nasal high flow therapy: a novel treatment rather than a more expensive oxygen device. Eur Respir Rev. 26 (145), 2017, 170028.

2

COVID-19でも有用なNasal HF Therapy

佐藤公亮 横浜市立市民病院 救急診療科 副医長

Case

65歳、男性。

現病歴：数日前から咳嗽、鼻汁、咽頭痛が出現。その2日後に呼吸困難感も出現したが自宅で様子をみていた。来院日、就眠中に呼吸困難が増悪し我慢できなくなったため救急要請となった。同居している妻が一昨日、同様の症状があり近医でSARS-CoV-2のPCR検査を行い陽性となっていた。

既往歴：心筋梗塞、高血圧、糖尿病。

来院時所見：バイタルサインは、意識レベルGCS E3V5M6、呼吸数40回/min、心拍数100回/min、血圧150/80 mmHg、体温39.6℃、SpO_2 88％（フェイスマスク酸素5L/min投与下）。貧血なし、黄疸なし、肺野 清、心音 純、雑音なし、腹部平坦、軟、下腿 浮腫軽度。

胸部X線：CTR 55％、両側末梢優位の網状影あり。

検査：COVID-19抗原検査陽性。

Caseで使用するME機器

- 一方向弁付きリザーバーマスク
- nasal high flow（NHF）　feature!

ここはチェック！ 確認ポイント

◆ リザーバーマスク10 L/min程度を使用してもSpO_2 > 90〜94％程度が維持できないか？

◆ NPPV装着が困難か？

◆ 気管挿管を回避したいか？

解説

NHFの適応

■酸素投与を行うデバイスと患者の病状におけるNHFの適応

　一般的な呼吸不全に対して酸素療法を行う際、酸素投与を行うデバイスとして鼻カニューラ、フェイスマスクやリザーバーマスクがあります。これは一般病棟でも救急外来でも使用されており、馴染みがあると思います。NHFの適応の前に酸素投与のデバイスを確認しましょう（**表1**）。

　一般的には必要な酸素需要が増えるにつれ、鼻カニューラ→フェイスマスク→リザーバーマスクとデバイスを変更していきます。何気なく使っている酸素投与のデバイスですが、長所と短所をしっかりと理解して使用しないと、かえって患者に悪影響を及ぼすことがあります。

　では、これらのデバイスで呼吸状態が改善しない場合はどうすべきでしょうか？ この場合、残された方法は非侵襲的呼吸管理と呼ばれる方法か気管挿管を行うこととなります。

　まず、非侵襲的呼吸管理には2つの方法があります。顔面にぴったりとフィットするマスクを使用したり、ヘルメットのようなものを被って使用するnon-invasive positive pressure ventilation（NPPV）と、鼻から高流量の加湿したジェット気流を投与するNHFです。

　NPPVを選択するかNHFを選択するかの厳密な使い分けは決まっていませんが、NPPVは使用できない状況が比較的多く（**表2**）[1]、使用するためにはこれをクリアすることが必要です。また、一般的にはNPPVは顔面にマスクが密着することで呼吸困難感や不快感を伴うことが多く、忍容性という面ではNHFの方が優れているでしょう。

表1　酸素投与のデバイス

	流量	良い点	悪い点
鼻カニューラ	1〜4 L/min	・鼻腔・咽頭のリザーバー効果 ・経口摂取可能	鼻粘膜の刺激・乾燥
フェイスマスク	5〜8 L/min	マスクのリザーバー効果	CO_2貯留の可能性あり
リザーバーマスク	9 L/min以上	高濃度酸素が投与可能	リザーバーがしぼむと窒息のおそれあり

表2　NPPVの禁忌 <small>（文献1より改変）</small>

絶対的禁忌	・呼吸停止 ・マスク装着不可
相対的禁忌	・ショックなど循環動態が不安定 ・興奮・協力が得られない ・気道保持不能 ・嚥下障害 ・管理できない過剰分泌物

　病態に応じたNHFの適応に関しては統一されたものはありません。一例としては10 L/minのリザーバーマスクでSpO_2≦92％または呼吸数＞25回/min[2]などがあります。ざっくりいうと、リザーバーマスクでも酸素化が保てないなど、呼吸状態が改善しない場合に気管挿管の前段階としてNHFやNPPVを使用することになります。NPPVの禁忌項目に該当する場合は、必然的にNHFか気管挿管のどちらかを選択する必要性が出てきます。

■疾患別の適応

　次は疾患別に適応を考えてみましょう。心不全やCOPDの増悪はNPPVでの治療のエビデンスが集積しているため、現状の第一選択はNPPVとなります。その他のARDSや肺炎などによる呼吸不全に関しては、NPPVの有用性が必ずしも証明されていないことから、NHFを最初に選択するという選択肢はありそうです。

　では、COVID-19ではどうでしょうか。COVID-19におけるNHFの有用性を直接証明した質の高い研究はまだ少なく、統一した見解が得られている状況ではありません。しかし、喀痰排出が必要になりうるCOVID-19肺炎では、NPPVよりもNHFが適応するケースが多いことが考えられます。その使用に関しては、メリットが多いのではないかという報告も複数みられています。

　例えばWHOにおけるCOVID-19のNHFの使用は弱い推奨となっていますが[3]、気管挿管を回避したり、呼吸状態を改善するということが期待できるものという位置付けとされています。日本でのCOVID-19流行においても、人工呼吸器など限りある医療リソースを温存するためにも期待されているデバイスとなっています。

NHFの禁忌

　NHFが禁忌となる疾患や状況は、まだはっきりと定まっていません。実際の臨床では使えない状況があまりない"便利なデバイス"という感覚があります。ただ、大切なことは、気管挿管がすぐに必要な症例ではただちに気管挿管を行うということです。この見極めを誤らないことが、NHFの難しいところです。

Part 2　救急・ICUの呼吸・循環管理ケーススタディ

一般的にはショック、意識障害、高二酸化炭素血症などで使用が難しくなります。こ
れらの病態があった場合は、躊躇せずにNPPVや気管挿管に踏み込む必要があります。

COVID-19抗原検査が陽性であったため、COVID-19肺炎の診断で治療を開始した。救
急外来で一方向弁付きリザーバーマスクに変更し10 L/minで投与を行ったところ、
SpO_2 98％となりICUの陰圧個室入室となった。
夜間にかけてSpO_2 90％前後と呼吸状態が悪化したためリザーバーマスクからNHF 40
L/min、F_IO_2 0.9に変更し、患者の可能な範囲で腹臥位療法を行った。その後、酸素化
は次第に改善したためF_IO_2を徐々に下げていき、第5病日に酸素マスク5 L/minへ変
更しICU退室となった。

呼吸管理とアセスメントのポイント

NHFの設定

COVID-19におけるNHFの設定には、定まったコンセンサスはありません。F_IO_2は患
者の酸素需要にあわせて調整をしますが、呼吸状態が悪化してNHFを導入した場合は
F_IO_2 0.8～1.0と高濃度で使用されることが多いと思います。患者の呼吸状態が改善すれ
ば、徐々に動脈血液ガス分析で評価を行いながらF_IO_2を下げていきます。

流量に関しては欧米では60 L/minと高流量から開始することが多いようですが、日本
では40 L/min程度から始めるのが一般的です。

NHFでの感染防御

NHFは高流量の加湿された気流を投与することができるデバイスで、最大で純酸素が
60 L/minの高流量が可能となりますが、この量の気流が肺に入ることによりSARS-CoV-2
がエアロゾルとなり、空気中にウイルスが撒かれてしまうリスクがあるといわれていま
す。このような流れを受け、日本でも感染流行の初期においてはNHFやNPPVは使用し
ないように提言されていました。しかし、海外のガイドラインなどでは、限られた医療
リソースの温存のためにもNHFの使用を推奨するガイドラインが多いです。

実際にはSARS-CoV-2感染において、このようなデバイスを使用した場合の感染リス
クに関しては現状ではよくわかっていません。NHFでは、流量を上げるとエアロゾルの
飛散量が増えるという報告もありますが、一定の見解は得られていません[4]。現状は、エ
アロゾルが拡散することが否定できない以上はしっかりと対策をすることが必要になり
ます。

感染予防対策として、患者にはNHFの上からサージカルマスクを装着することがよいでしょう。また、可能であれば陰圧室を使用し、医療従事者はN95かサージカルマスクを使用すること[5]が望ましいです。そのうえで目の保護を含むPPEで感染予防を行うことが妥当でしょう。

まとめ

　NHFシステムは、COVID-19肺炎が流行するなかで気管挿管を減らし、限られた医療リソースを守る可能性があることからその使用は推奨されます。現状は感染予防に関してもわかっていないことが多く、陰圧室でしっかりとしたPPEで臨むことが安全と考えられます。

■ 引用・参考文献 ■

1) Nava, S. et al. Non-invasive ventilation in acute respiratory failure. Lancet. 374（9685）, 2009, 250-9.
2) Hu, M. et al. Application of high-flow nasal cannula in hypoxemic patients with COVID-19: a retrospective cohort study. BMC Pulm Med. 20（1）, 2020, 324.
3) Agarwal, A. et al. High-flow nasal cannula for acute hypoxemic respiratory failure in patients with COVID-19: systematic reviews of effectiveness and its risks of aerosolization, dispersion, and infection transmission. Can J Anesth. 67（9）, 2020, 1217-48.
4) 日本呼吸器学会. COVID-19呼吸管理上の感染対策に関する提言. https://www.jrs.or.jp/uploads/uploads/files/covid19/20201104.pdf
5) Ferioli, M. et al. Protecting healthcare workers from SARS-CoV-2 infection: practical indications. Eur Respir Rev. 29（155）, 2020, 200068.

Part 2 救急・ICUの呼吸・循環管理ケーススタディ

3

救急現場(ドクターカー)から開始する NPPV治療
—今後の心不全パンデミックに対する All Yokohamaでの取り組み—

大井康史　横浜市立大学附属病院 救急科 診療講師

Case

80代、男性。主訴:呼吸困難感。既往歴:高血圧、糖尿病。現病歴:来院前日の夜から胸苦しさを自覚していたが、そのまま経過をみて就眠した。来院当日の午前中も少し動くと息切れがするため、横になって休んでいた。15時ごろに呼吸困難感が強くなり、我慢できなくなり救急要請となった。直近の救急隊とともに横浜市のワークステーションカーも同時に出動し、ワークステーションの医師と看護師も現場に到着した。

救急隊接触時のバイタルサイン:意識レベルJCS 0、呼吸数30回/min、心拍数120回/min、血圧190/100 mmHg、体温35.8℃、SpO_2 86%（room air）。両側湿性ラ音を聴取し、呼気時にウィーズを伴う。

救急隊処置:リザーバーマスク下にて酸素10 L/minで投与開始。酸素投与後もSpO_2 89%までしか上昇しない。

Caseで使用するME機器
● Boussignac CPAP　feature!
● ジャクソンリース回路
● バッグバルブマスク

ここはチェック! 確認ポイント
◆ 病院到着前に非襲的陽圧換気ができる装置は?

表1　急性呼吸不全におけるNPPVの一般的な適応（文献1を参考に作成）

・COPDの増悪（エビデンスレベルⅠ、推奨度A）
・心原性肺水腫（エビデンスレベルⅠ、推奨度A）
・人工呼吸離脱に際しての支援方法（エビデンスレベルⅠ、推奨度B）
・ARDS（エビデンスレベルⅠ、推奨度C1）
・免疫不全、免疫抑制下に伴う急性呼吸不全（エビデンスレベルⅡ、推奨度A）
・周術期のNPPV（エビデンスレベルⅡ、推奨度B）
・気管支喘息（エビデンスレベルⅡ、推奨度C1）
・胸郭損傷（エビデンスレベルⅡ、推奨度C1）
・重症肺炎（非COPD患者）（エビデンスレベルⅣ、推奨度C2）
・拘束性胸郭疾患の増悪（エビデンスレベルⅣ、推奨度A）
・間質性肺炎（エビデンスレベルⅣ、推奨度C1）

エビデンスレベル	推奨度	
Ⅰ.　システマティックレビュー、メタアナリシス	A	行うよう強く勧められる 強い根拠があり、明らかな臨床上の有効性が期待できる
Ⅱ.　1つ以上のランダム化比較試験		
Ⅲ.　非ランダム化比較試験	B	行うよう勧められる
Ⅳ.　分析疫学的研究（コホート研究や症例対象研究による）		中等度の根拠がある。または強い根拠があるが臨床の有効性がわずか
Ⅴ.　記述研究（症例報告やケース・シリーズによる）	C1	科学的根拠は少ないが、行うことを考慮してもよい
Ⅵ.　患者データに基づかない、専門委員会や専門家個人の意見		有効性が期待できる可能性がある
	C2	十分な科学的根拠がないので、明確な推奨ができない 有効性を支持または否定する根拠が十分ではない
	D	行わないように勧められる 有効性を否定する（害を示す）根拠がある

解説

急性呼吸不全における陽圧換気

　本症例は急性心原性肺水腫を疑いますよね。ここはぜひ非侵襲的陽圧換気（non-invasive positive pressure ventilation；NPPV）を行いたいところです。急性呼吸不全における NPPV の一般的な適応を**表1**[1]に示します。

　本症例では、現場には NPPV を行える人工呼吸器はありませんでした。ここからは、陽圧換気に用いる機器の適応と使用目的を解説します。

Boussignac CPAP[2]

■Boussignac CPAPとは？

　Boussignac CPAP は、持続気道陽圧（CPAP）を生成する非侵襲的換気（NIV）装置です。

■Boussignac CPAPはどのように機能するか？

　Boussignac CPAP の動作原理は、仮想バルブの形成に基づいています**（図1）**[2]。仮想バルブで得られる圧力レベルは、デバイスに供給されるガス流量に依存します。流量を増やすと、圧力が上がります。流量を減らすと、圧力が下がります。Boussignac CPAP は、開放システムであり、機械的バルブなしで動作します。したがって、それは生成された圧力に関する最適の安全性を伴って、患者の生理に連続的に適応します。

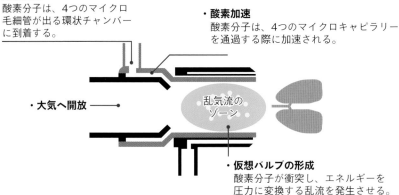

・酸素供給
酸素分子は、4つのマイクロ毛細管が出る環状チャンバーに到着する。

・酸素加速
酸素分子は、4つのマイクロキャピラリーを通過する際に加速される。

・大気へ開放

乱気流のゾーン

・仮想バルブの形成
酸素分子が衝突し、エネルギーを圧力に変換する乱流を発生させる。

図1　Boussignac CPAPの動作原理（文献2より一部改変）
仮想バルブ内の圧力はガスの流量に直接依存する。流量を増やすと圧力が上がる。流量を減らすと圧力が下がる。

■Boussignac CPAPの適応

[病院到着前および救急外来での適応]

・急性心原性肺水腫[3]

・急性重症喘息[4]

　実証済みメリットは、高いF_1O_2、SpO_2の増加による急速な低酸素血症の矯正、急性心原性肺水腫の臨床徴候の迅速な改善、開放システムに対する患者の耐性です。

[病院内治療での適応]

・肥満手術、心臓手術、腹部手術

・術前：前酸素化

・陽圧での抜管

・術後：抜管直後

・低酸素患者におけるファイバーオプティカル気管支鏡検査

　実証済みメリットは、肺リクルートメント、無気肺の予防、肺容量の改善、再灌流のリスクの低減、入院期間の短縮、また入院期間を延長することなく人工呼吸器関連肺炎の発生率および酸素要求量の低下がみられることです。

■Boussignac CPAPは安全か？

　開放システムのため、必要に応じて患者は大気を吸い込むことができ、必要な量のガスを絶えず呼吸することができます。また、ガスの流れが止まっても自発換気が可能です。機械部品がなく、専用の圧力計によって生成された圧力で正確な制御が可能です。

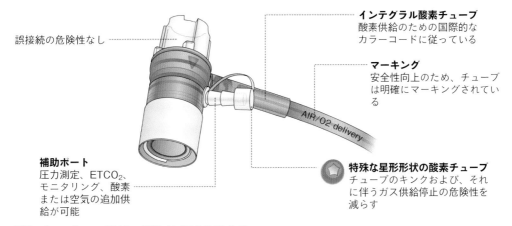

誤接続の危険性なし

インテグラル酸素チューブ
酸素供給のための国際的な
カラーコードに従っている

マーキング
安全性向上のため、チューブ
は明確にマーキングされてい
る

AIR/O2 delivery

補助ポート
圧力測定、ETCO$_2$、
モニタリング、酸素
または空気の追加供
給が可能

特殊な星形形状の酸素チューブ
チューブのキンクおよび、それ
に伴うガス供給停止の危険性を
減らす

図2　Boussignac CPAP の構造（文献2を参考に作成）

圧損傷/肺損傷のリスクがありません。開放系であるため、肺の圧力はCPAPバルブ内の圧力より高くなりません。低換気のリスクもありません。

■**Boussignac CPAPは効果的か？**

呼吸仕事量を減らします。吸気圧と呼気圧の差（ΔP）はわずか1.5±0.2 cmH$_2$Oです。吸入F$_I$O$_2$を調整します。

■**Boussignac CPAPは簡単に操作できるか？**

軽くて使いやすく、治療を中断することなく粘液吸引が可能です。ネブライザーを接続することができます。装着可能なリングでF$_I$O$_2$を調整します。

■**Boussignac CPAPの特徴**

呼気サイクル中の気道の圧力変動は、選択されたCPAPレベルのアクセスに関係なく、1 cmH$_2$Oに近いです。他の医療介入（吸入、気管支鏡など）のために、気道はアクセス可能になっています。CPAPレベルは変わらず、治療を中断することなく医学的介入を適用することができます。ピーク流量が高いため、呼吸仕事量が減少します。実際には、低酸素血症の臨床徴候は急速に減少し、酸素飽和度は急速に増加します。**図2**[2)]にBoussignac CPAPの構造を示します。

ジャクソンリース回路

人工呼吸器などに接続し、呼吸管理をするために用います。

バッグバルブマスク（with PEEP弁）

蘇生時やその他の救命処置において、呼吸が不十分またはない患者の肺換気を行います。

表2　疾患以外の一般的な適応（文献1より一部改変）

・意識がよく協力的である
・循環動態が安定している
・気管挿管が必要ではない：気道が確保できている。喀痰の排出ができる
・顔面の外傷がない
・マスクをつけることが可能
・消化管が活動している状態である（閉塞などがない）

上記は一般的な適応として述べられているが、確立されたエビデンスはなく、専門家の意見にとどまると考えられている。
「日本呼吸器学会NPPVガイドライン作成委員会編. NPPV（非侵襲的陽圧換気療法）ガイドライン. 改訂第2版. p.3, 2015, 南江堂」より許諾を得て改変し転載。

表3　一般的に適応注意または禁忌（文献1より一部改変）

・非協力的で不穏な場合
・気道が確保できない場合
・呼吸停止、昏睡、意識状態が悪い場合
・循環動態が不安定な場合
・自発呼吸のない状態での換気が必要な場合
・最近の腹部、食道手術後の場合
・顔面の外傷、火傷、手術や解剖学的異常でマスクがフィットしない場合
・2つ以上の臓器不全がある場合
・心筋梗塞が起こりつつある、不安定狭心症の場合
・咳反射がない、または弱い
・ドレナージされていない気胸がある場合
・嘔吐や腸管の閉塞、アクティブな消化管出血がある場合
・大量の気道分泌物がある、または排痰ができない場合

上記は一般的に適応注意または禁忌として述べられているが、確立されたエビデンスはなく、専門家の意見にとどまると考えられている。
「日本呼吸器学会NPPVガイドライン作成委員会編. NPPV（非侵襲的陽圧換気療法）ガイドライン. 改訂第2版. p.3, 2015, 南江堂」より許諾を得て改変し転載。

▌呼吸管理とアセスメントのポイント[1]

　NPPVの一般的な適応と、適応注意・禁忌について確認しておきましょう（表2、3）[1]。

　患者にNPPVを施行する際には、①一般的な適応をまず考慮し（表2、3）、②次いでそれぞれの疾患による適応を考慮し、③施設による習熟度や体制も考慮し、④適切な器具を準備し、⑤患者への適切な説明を行います。その上で、実際にNPPVを施行することとなります。

　急性心原性肺水腫に対するNPPVの有効性については多数のメタアナリシスが行われ、その有効性が確認されています。現在、急性心原性肺水腫による呼吸不全に対しては、NPPVを第一選択とした呼吸管理をすべきであると推奨されています。

■機器について[1]

　急性心原性肺水腫患者では最大吸気流速が60 L/min以上にもなり、さらに、患者は高度の低酸素血症を生じています。目標とする動脈血酸素分圧、PEEPレベルの低下を防ぐためには、高濃度酸素と高流量が必要となります。人工呼吸器は高性能のNPPV専用

のものを用いるべきで、人工呼吸器は吸入酸素濃度を100％にすることができるものを使用します。また、フロージェネレーターは呼吸サイクルの始めから終わりまで、目標とするCPAPレベルを維持できるものを使用します。

■CPAPについて[1]

　急性肺水腫患者において、CPAPは生命維持治療であるだけでなく、治療方法の一つでもあります。CPAPの効果が最も期待できるのは、急激な血圧上昇に伴う非虚血性の心原性肺水腫の患者です。

　CPAPの胸腔内圧上昇による肺うっ血の軽減、左室後負荷の減少、相対的な交感神経緊張の緩和などで、治療効果が得られます。CPAPにおいては、肺動脈楔入圧が12 mmHg以下の場合は減少させますが、12 mmHg以上の場合には心拍出量を増やすとされ、心不全状態に対して有効に働きます[5]。また、CPAPは心不全状態において心拍変動を増加させます。

　高濃度酸素投与と比べても、CPAPは優位な呼吸数減少、P/F比上昇、血行動態の改善、気管挿管減少をもたらします。特に、CPAPでは頻脈の改善が早期に認められる[6~9]ことは大切なので押さえておきましょう。心筋虚血後、気絶心筋の状態になっている心筋の機能回復は、呼吸、循環系の機能回復によりもたらされます。そして呼吸仕事量を減少させるCPAPは、酸素化能と肺胞換気量を増加させ、頻呼吸を改善させます。

　以上のことから、この症例は心原性肺水腫を考慮する症例であり、陽圧換気により状態が劇的に改善する可能性が高いと考えられます。早期のCPAPと高濃度、高流量のPEEPがかけられるデバイスが最適であるため、Boussignac CPAPが良い適応と考えられます。この症例はワークステーションドクターカーでの対応であったため、Boussignac CPAPを装着することができました。

心原性肺水腫と判断しBoussignac CPAPを装着、酸素12 L/minで開始した。その後マノメーターで患者にかかっているPEEP圧を確認しながら、PEEPが10 cmH$_2$Oかかったところで酸素流量を調整し（このときは20 L/min）、病院まで搬送した。Boussignac CPAP装着後のバイタルサイン：意識レベルJCS 0、呼吸数20回/min、心拍数88回/min、血圧160/80 mmHg、SpO$_2$ 97％と安定。病院到着後は硝酸薬の持続投与、利尿薬、降圧薬投与を行い、NPPV（CPAPモード）に変更し、気管挿管は行わずに病棟に入院となった。

表4 NPPVの許容限界 （文献1を参考に作成）

・腹満をきたす場合
・IPAP圧で、呼吸数を30回/min程度としてもPaCO$_2$が低下しない
・喀痰喀出困難
・誤嚥など上気道機能の問題
・低血圧
・重篤な不整脈
・患者が拒否する場合

表5 NPPVの合併症 （文献1を参考に作成）

・陽圧負荷
・マスク使用による不快感
・睡眠時使用による不眠
重篤な合併症
・急性の胃拡張
・気胸
　（ただし、胃拡張では胃チューブ下に、気胸では胸腔ドレナージ下にNPPVを使用可能）
・無気肺の形成
・顔面の発達過程にある小児ではマスクの使用による顔中部の低形成
・陽圧による目のherniation
・血液凝固因子阻害薬使用例での血気胸
・胃がん術後の食道瘻による死亡
・気脳
・眼圧の上昇
・鼓膜の破裂
・大量の鼻出血
・顔面部外傷後の症例で皮下気腫

　NPPVがとても有用であることはわかりましたが、NPPVにも許容限界と合併症があります （**表4、5**）[1)]。

　NPPV使用中に、呼吸困難の増加、PaCO$_2$の上昇 （80〜90 mmHg）、喀痰喀出困難などが起こってくると、挿管あるいは気管切開下人工呼吸に移行するかどうかを患者、患者家族と相談することになります。可能であれば、事前に挿管下人工呼吸まで行うかどうかを決めておくことが望ましいでしょう。

　以上の許容範囲や合併症を必ず考えながら使用しましょう！

横浜市の取り組み

　横浜市では高齢者の心不全パンデミックに備えた病院前のCPAPシステムの導入を行っています。そのCPAPシステムに用いているのがBoussignac CPAPです。現在、わが国では高齢化に伴って末期心不全症例が増加しています。一方、現状の法体制では現場での心不全に対する医療介入は不可能であり、SpO$_2$の数値が低ければ、たとえ高齢者の末期心不全であっても救命救急センターなどの高次医療機関に搬送せざるをえないのが現

状です。

　これらの現状の課題を踏まえ、2018年12月に「健康寿命の延伸等を図るための脳卒中、心臓病その他の循環器病に係る対策に関する基本法」が成立しました。今後予想される心不全パンデミックへの対策として、まずはワークステーションドクターカーにおいて、現場医師（ドクターカー医師）・救急救命士が協力してCPAPシステムを施行し、その安全性と有効性の検証を進めています。将来的には、全国で救急救命士の処置範囲の拡大項目となるよう発展させていくことを目的としています。

■ 引用・参考文献 ■

1) 日本呼吸器学会NPPVガイドライン作成委員会編. NPPV（非侵襲的陽圧換気療法）ガイドライン. 改訂第2版. 東京, 南江堂, 2015.
2) Boussignac CPAP. 株式会社ビゴン・ジャポン, http://www.vygon.jp/catalogue/pdf/CPAP_Boussignac.pdf
3) Dieperink, W. et al. Boussignac continuous positive airway pressure for the management of acute cardiogenic pulmonary edema: prospective study with a retrospective control group. BMC Cardiovasc Disord. 7, 2007, 40.
4) Thille, AW. et al. Aerosol Delivery and Humidification With the Boussignac Continuous Positive Airway Pressure Device. Respiratory Care. 56 (10), 2011, 1526-32.
5) Bradley, TD. et al. Cardiac output response to continuous positive airway pressure in congestive heart failure. Am Rev Respir Dis. 145 (2 Pt 1), 1992, 377-82.
6) Räsänen, J. et al. Continuous positive airway pressure by face mask in acute cardiogenic pulmonary edema. Am J Cardiol. 55 (4), 1985, 296-300.
7) Crane, SD. et al. Randomised controlled comparison of continuous positive airways pressure, bilevel non-invasive ventilation, and standard treatment in emergency department patients with acute cardiogenic pulmonary oedema. Emerg Med J. 21 (2), 2004, 155-61.
8) Nava, S. et al. Noninvasive ventilation in cardiogenic pulmonary edema: a multicenter randomized trial. Am J Respir Crit Care Med. 168 (12), 2003, 1432-7.
9) Berbenetz, N. et al. Non-invasive positive pressure ventilation (CPAP or bilevel NPPV) for cardiogenic pulmonary oedema. Cochrane Database Syst Rev. 4 (4), 2019, CD005351.

Part 2　救急・ICUの呼吸・循環管理ケーススタディ

4

心不全に対するNPPVは時間軸を意識して

内倉淑男 横須賀市立うわまち病院 総合診療センター 総合診療科 科長

Case

77歳、女性。

主訴：呼吸困難。

既往歴：心筋梗塞、心不全、高血圧、高尿酸血症。

内服薬：バイアスピリン® 100 mg 1錠、アムロジピン5 mg 1錠、バルサルタン40 mg 1錠、フロセミド40 mg 1錠、アルダクトン® 25 mg 2錠、カルベジロール2.5 mg 1錠、アトルバスタチン5 mg 1錠、フェブリク® 10 mg 1錠。

現病歴：自宅で就寝していた午前2時ごろ、呼吸困難のために目が覚めた。症状が徐々に増悪したため、同居の夫によって救急要請され、当院救急外来へ搬送された。

Caseで使用するME機器

● NPPV　feature!

ここはチェック！確認ポイント

◆ 呼吸困難の原因はなんですか？ 急性心不全ではないですか？

◆ 酸素投与だけで十分ですか？ NPPVは必要ありませんか？

◆ NPPVを開始した後の観察はできていますか？

解説

NPPVとは？

非侵襲的陽圧換気（non-invasive positive pressure ventilation；NPPV、NIPPV）は、上気道から陽圧を用いて換気を行う方法であり、気管挿管を行わずに陽圧呼吸・呼吸補助を行うことができる人工呼吸療法です[1]。NPPVは気管挿管による人工呼吸（侵襲的陽圧換気〔invasive positive pressure ventilation；IPPV〕）と比較して、患者への侵襲

度が低く、会話をすることもできます。また、人工呼吸に伴う肺損傷や、人工呼吸器関連肺炎（ventilator-associated pneumonia；VAP）などの合併症が発生するリスクが低いことが知られています。

本症例では心原性肺水腫による急性呼吸不全が疑われますが、これはNPPVの使用が強く推奨される病態の一つです。本稿では、急性心不全の急性期対応におけるNPPVの使用について説明します。

急性心不全とは？

さて、救急外来では、"急性経過の呼吸困難"を訴える患者に頻繁に遭遇します。急性心不全以外にも、肺炎や気管支喘息発作、慢性閉塞性肺疾患の急性増悪、肺血栓塞栓症など、さまざまな疾患が原因になりますが、緊急度・重症度の高い疾患が多く含まれるため、迅速かつ適切に原因を診断し、治療を開始することが重要です。

日本循環器学会/日本心不全学会合同のガイドライン[2]では、心不全は「なんらかの心臓機能障害、すなわち、心臓に器質的および/あるいは機能的異常が生じて心ポンプ機能の代償機転が破綻した結果、呼吸困難・倦怠感や浮腫が出現し、それに伴い運動耐容能が低下する臨床症候群」と定義されています。そのなかで、「急速に心ポンプ機能の代償機転が破綻し、心室拡張末期圧の上昇や主要臓器への灌流不全をきたし、それに基づく症状や徴候が急性に出現、あるいは悪化した病態」を急性心不全と定義しています。

急性心不全の主な病態は、急性心原性肺水腫、全身的な体液貯留、低心拍出量による低灌流に分けられます。急性心不全の患者はさまざまな症状を呈しますが、急性心原性肺水腫による呼吸困難を訴える患者には多く遭遇するのではないでしょうか。急性心不全では、肺胞への水分漏出、肺コンプライアンスの低下、気道抵抗の上昇などの要因によって呼吸不全を呈します。

来院時所見：意識レベルJCS I -1、呼吸数32回/min、心拍数113回/min・整、血圧182/110 mmHg、体温35.7℃、SpO_2 88％（リザーバー付きフェイスマスク酸素15 L/min投与下）。ストレッチャー上に坐位、努力呼吸を認める。全身の冷汗が著明で、頸静脈怒張を認める。両側の肺野で湿性ラ音を聴取する。心音はⅢ音を聴取するが、心雑音は聴取しない。
血液ガス分析：pH 7.32、$PaCO_2$ 48 mmHg、PaO_2 62 mmHg、HCO_3^- 22 mmol/L、Lac 6.2 mmol/L。
胸部X線：両側肺野に肺門部を中心とした血管陰影の増強を認める。

12誘導心電図：心拍数120回/min、洞調律、明らかなST上昇・低下は認めない。

心臓超音波検査：左室駆出率（目視）は40〜50％程度、弁膜症はなし。下大静脈径は18 mmで呼吸性変動はほぼ認めない。

血液生化学検査：BNP 750 pg/mLと上昇している。

■急性心不全の臨床診断

　急性心不全の診断は、Framingham基準を参考にした自覚症状、身体所見に基づいて行われます（**表1**)[3]。これらの自覚症状、身体所見に加えて、胸部X線写真、心臓超音波検査、脳性ナトリウム利尿ペプチド（BNP）などのバイオマーカーを利用して心不全と診断をします。

■クリニカルシナリオ

　急性心不全の初期対応では、病態把握を的確に行い、早急に治療を開始することが重

表1　Framingham研究における心不全の診断基準（文献3より改変）

大基準	大もしくは小基準	小基準
・発作性夜間呼吸困難 ・頸静脈怒張 ・肺湿性ラ音 ・胸部X線での心拡大 ・急性肺水腫 ・拡張早期ギャロップ（Ⅲ音） ・中心静脈圧上昇（>16 cmH$_2$O） ・循環時間延長（25秒以上） ・肝・頸静脈逆流 ・（剖検での肺水腫、内臓うっ血や心拡大）	治療に反応して5日間で4.5 kg以上の体重減少（これが心不全治療による効果なら大基準1つ、それ以外ならば小基準1つとみなす）	・下腿浮腫 ・夜間咳嗽 ・労作時呼吸困難 ・肝腫大 ・胸水貯留 ・肺活量減少（最大量の1/3以下） ・頻脈（>120回/min）

2つ以上の大基準、もしくは1つの大基準と2つ以上の小基準を満たす場合に心不全と診断する。

表2　急性心不全に対する初期対応におけるクリニカルシナリオ（CS）分類（文献4より改変）

分類	CS 1	CS 2	CS 3	CS 4	CS 5
主病態	肺水腫	全身性浮腫	低灌流	急性冠症候群	右心機能不全
収縮期血圧	>140 mmHg	100〜140 mmHg	<100 mmHg	―	―
病態生理	・充満圧上昇による急性発症 ・血管性要因が関与 ・全身性浮腫は軽度 ・体液量が正常または低下している場合もある	・慢性の充満圧/静水圧/肺動脈圧上昇による緩徐な発症 ・臓器障害・腎・肝障害/貧血/低アルブミン血症 ・肺水腫は軽度	・発症様式は急性あるいは緩徐 ・全身性浮腫/肺水腫は軽度 ・低血圧/ショックの有無により2つの病型あり	・急性心不全の症状・徴候 ・トロポニン単独の上昇ではCS 4には分類しない	・発症様式は急性あるいは緩徐 ・肺水腫なし ・右室機能障害 ・全身的静脈うっ血徴候
治療	・NPPV ・血管拡張薬 ・利尿薬	・血管拡張薬 ・利尿薬 ・（NPPV）	・容量負荷 ・強心薬	・急性冠症候群の管理 ・硝酸薬	・原因疾患（肺梗塞・右室梗塞）の治療

表3　急性心不全の初期対応の目的

1．患者の救命と生命徴候の安定化
2．血行動態の改善と酸素化の維持
3．呼吸困難などのうっ血症状・徴候の改善
4．急性心不全の診断と急性冠症候群や肺血栓塞栓症の除外
5．心臓のみならず他臓器障害の進展予防
6．早期介入・早期改善によるICU/CCU滞在期間の短縮

日本循環器学会/日本心不全学会．急性・慢性心不全診療ガイドライン（2017年 改訂版）．
https://www.j-circ.or.jp/cms/wp-content/uploads/2017/06/JCS2017_tsutsui_h.pdf（2021年8月閲覧）

要です。救急外来における初期治療の方針を、病態と収縮期血圧から示すものとして、クリニカルシナリオ（clinical scenario；CS）があります（**表2**）[4]。

　急性心不全の初期対応の目的を**表3**に示します[5]。心不全診療において、急性冠症候群などと同様に、"時間軸"を意識した治療介入が重要であるといわれています。早期にこの目標を達成するための、急性心不全に対する初期対応から急性期対応のフローチャートを示します（**図1**）[5]。

急性心不全における呼吸療法

　急性心不全による呼吸不全を呈した患者に対しては、まずは鼻カニューラやフェイスマスクを用いた酸素投与が開始されますが、PaO_2 80 mmHg（SpO_2 95％）未満、または$PaCO_2$ 50 mmHg以上の場合、あるいは頻呼吸、努力呼吸、起坐呼吸など臨床症状の改善がみられない、もしくは悪化する場合には、NPPVを開始することが推奨されています[5]。

　NPPVは呼気終末陽圧（positive end-expiratory pressure；PEEP）によって肺胞虚脱の改善、機能的残気量の増加、呼吸仕事量の減少、肺胞内水分量の減少などの効果を発揮します。また、呼吸状態の改善効果だけでなく、PEEPによる胸腔内圧の上昇によって、静脈還流量を低下させることによる前負荷の軽減や、後負荷軽減による血行動態を改善する効果も期待できます。通常の酸素療法と比較すると、NPPVの使用によって酸素化の有意な改善、呼吸数減少、血行動態改善、気管挿管率減少、死亡率減少といった有効性が示されているため、急性心不全の呼吸療法においては、酸素投与をし続けるのではなく、明らかな禁忌（**表4**）[1]がなければ早期にNPPVを開始するべきです。

　急性心不全におけるNPPVの禁忌としては、ショック状態、心室頻拍、心室細動、意識障害などがあり、こういった状態の患者に対してはIPPVを選択します。

Part 2　救急・ICUの呼吸・循環管理ケーススタディ

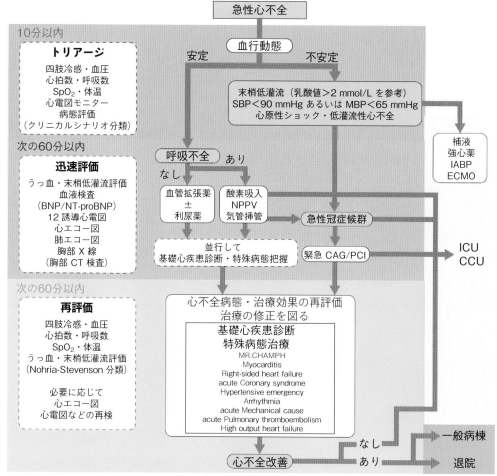

図1　急性心不全に対する初期対応から急性期対応のフローチャート
日本循環器学会/日本心不全学会. 急性・慢性心不全診療ガイドライン（2017年 改訂版）.
https://www.j-circ.or.jp/cms/wp-content/uploads/2017/06/JCS2017_tsutsui_h.pdf（2021年8月閲覧）

表4　NPPVの使用に注意を要するもの、または禁忌と考えられるもの

・非協力的で不穏な場合
・気道が確保できない場合
・呼吸停止、昏睡、意識状態が悪い場合
・循環動態が不安定な場合
・自発呼吸のない状態での換気が必要な場合
・最近の腹部・食道手術後の場合
・顔面の外傷、火傷、手術や解剖学的異常でマスクがフィットしない場合
・2つ以上の臓器不全がある場合
・心筋梗塞が起こりつつある場合、不安定狭心症の場合
・咳反射がない、または弱い場合
・ドレナージされていない気胸がある場合
・嘔吐や腸管の閉塞、アクティブな消化管出血がある場合
・大量の気道分泌物がある、または排痰ができない場合

上記は一般的に適応注意または禁忌として述べられているが、確立されたエビデンスはなく、専門家の意見にとどまると考えられている。

「日本呼吸器学会NPPVガイドライン作成委員会編. NPPV（非侵襲的陽圧換気療法）ガイドライン. 改訂第2版. p.3, 2015, 南江堂」より許諾を得て改変し転載。

急性心不全（CS 1）による心原性肺水腫と診断。酸素投与を継続してもSpO_2は上昇せず、呼吸困難感の改善も認めなかった。NPPVの開始と、ニトログリセリンの持続投与を開始した。

NPPV開始時にチェックすべきこと

NPPV専用の人工呼吸器を使用することが多いですが、集中治療室で使用する人工呼吸器の一部にはNPPVモードが搭載されており、それを使用することもできます。NPPVの機器には在宅で使用できる機種もありますが、急性期病態に使用する場合は換気モードや吸入酸素濃度の設定ができる機器を使用します。

実際にNPPVを開始するとき、どのようなことに気をつければよいでしょうか？

■マスクフィッティング

"マスクフィッティングを制するものはNPPVを制する"ともいわれます。フィッティングが悪いと、リーク量が増え、目的とした効果が得られないだけでなく、患者の不快感が強くなりNPPVの忍容性にも影響します。マスクフィッティングのポイントは、患者にNPPVマスクの装着を受け入れてもらうこと、皮膚障害や眼球損傷などの合併症を起こさないことです。そのためには、適切なマスクの選択、マスク装着時の対応が重要です。

■マスクの選択

NPPVに使用するマスクには、鼻マスク、トータルフェイスマスク、フルフェイスマスク、ヘルメット型マスクなどがあります。鼻マスクは会話や喀痰の排出を行うことができますが、口を閉じていないとNPPVによる人工呼吸の効果が減弱してしまい、急性呼吸不全の患者には適していません。

急性心不全による呼吸不全の状態には、トータルフェイスマスクやフルフェイスマスクが多く選択されます。トータルフェイスマスクは、患者の顔の骨格などの影響を受けずにフィットしやすく、患者の不快感も強くはありません。フルフェイスマスクはサイズや種類が豊富にあり、患者ごとにあわせて選択することができます。

■マスクの装着

マスクを装着する際には、必ず患者に説明・声かけを行い、まずはマスクを顔に軽くフィットさせ、マスクに慣れてもらうことから始めます。いきなりマスクを押しつけて、きつくベルトを巻くようなことは避けましょう。マスク装着時には、30～60°程度頭部挙上するとフィッティングさせやすくなります。

マスクを装着することや、NPPVによる陽圧呼吸を不快に感じ、患者がパニック状態になってしまうこともあります。NPPVの導入・継続には患者の協力が不可欠なので、その必要性や効果についてよく説明し、患者の不安を和らげるように声をかけることが重要です。

■皮膚トラブルの予防

NPPVマスクによる皮膚トラブルは、医療機器関連圧迫損傷の原因の上位になっています。皮膚トラブルが原因でNPPVの継続が難しくなってしまうこともあるので、発生予防に努めることが重要です。マスクが接触する鼻周囲などの除圧が適切か、眼球乾燥や角膜損傷も避けるように注意が必要です。

徐々に呼吸困難の症状は軽快、SpO_2は95％程度まで上昇、CCUに入院となった。

▌呼吸管理とアセスメントのポイント

NPPV開始後の観察項目

NPPVを開始した後、どのようなことに注意して観察・評価をしたらよいのでしょうか？ NPPVは万能ではなく、奏効せずに気管挿管・IPPVが必要になる場合もあります。NPPVを開始したら、しばらくは患者のそばを離れず、様子を観察します。

NPPV開始後の観察項目は、同調性に問題はないか、合併症の発生はないか、治療に対する反応性はあるか、の3点を主に評価します。そのうえで、気管挿管が必要になるタイミングを逸しないように注意することが重要です。

■同調性に問題はないか？

同調性に問題がある場合は、呼吸困難感や不快感が強くなり、有効な換気が得られず、呼吸仕事量の増加にもつながってしまいます。NPPVのグラフィックや身体所見を観察し、同調性の評価を行います。身体所見は特に重要で、胸郭がスムーズに拡張しているか、呼吸補助筋の使用がないか、などを観察します。

■合併症の発生はないか？

NPPVによる合併症の例を**表5**に示します[6]。表に示した合併症への対応方法については、明確なエビデンスは存在しません。患者の状況にあわせて、NPPVが継続できるように現場で工夫することが必要になります。

■治療に対する反応性はあるか？

NPPV開始後、患者の状態が改善しているかを評価することはとても重要です。NPPV

表5　NPPVによる合併症（文献6より作成）

合併症	対応
・皮膚のトラブル（発赤・潰瘍） ・眼球結膜の損傷（結膜炎・角膜炎） ・鼻腔・口腔内の乾燥	・マスクの種類やサイズの変更 ・ドレッシング材の使用、軟膏や点眼薬の使用 ・加湿器の使用、うがいをさせる
呑気による胃拡張	胃管による減圧
気道分泌物のクリアランス不良	理学療法、喀痰の吸引
肺炎	半坐位にする
気胸	胸腔ドレナージ

表6　NPPV継続失敗につながる要因（文献7より作成）

NPPV開始後の時間	継続失敗につながる要因
1時間以内	・咳嗽反射が弱い ・喀痰など気道分泌物が多い ・高二酸化炭素血症による意識障害 ・忍容性が低い ・不穏 ・人工呼吸器との非同調
1～48時間以内	・血液ガス分析の改善が乏しい ・重症度が高い ・治療開始後も頻呼吸が続く

が奏効しない症例では、気管挿管・IPPVが必要になります。気管挿管・IPPVに移行するタイミングに明確な基準はありませんが、タイミングを逸すると予後の悪化につながるため、慎重に観察・評価することが必要です。

　NPPVの継続失敗に関連する因子として、**表6**に示すような内容が考えられています[7]。呼吸困難感やバイタルサイン、血液ガス分析の結果などを総合的に評価し、不必要にNPPVでの管理を長引かせないように注意しましょう。

■効果の有無をいつ判定するのか？

　NPPV開始後の効果判定を行うタイミングに関しての、明確なエビデンスは存在しません。意識レベルや胸郭の動き、呼吸補助筋の使用状況、呼吸努力、呼吸数、心拍数といった項目を常に観察することが必要です。加えて、British Thoracic Society（BTS）のガイドライン[8]ではNPPV開始後1～2時間、改善が乏しければさらに4～6時間後に血液ガス分析を実施するよう推奨されています。

　日本循環器学会/日本心不全学会合同のガイドラインでは、患者の病態が悪化、血液ガス分析の結果が改善しない/または悪化、気胸・痰の貯留、鼻のびらんなどの新たな症状/または合併症の出現、症状が軽減しない、意識レベルの悪化がある場合には気管挿

表7　急性心不全に対するNPPVの適応・禁忌・気管挿管への移行基準

NPPVの一般的適応条件
①意識があり、協力的である
②気道が確保できている
③喀痰の排出ができる
④顔面の外傷がない
⑤マスクをつけることが可能
NPPV禁忌事項
①ドレナージされていない気胸がある
②嘔吐、腸管の閉塞、活動性消化管出血がある
③大量の気道分泌物がある
④誤嚥の危険性が高い
NPPVから気管挿管への移行基準
①患者の病態が悪化
②動脈血ガス分圧が改善しない、または悪化
③気胸、痰の滞留、鼻梁のびらんなどのあらたな症状、または合併症の出現
④症状が軽減しない
⑤意識レベルの悪化

日本循環器学会/日本心不全学会. 急性・慢性心不全診療ガイドライン（2017年改訂版）. https://www.j-circ.or.jp/cms/wp-content/uploads/2017/06/JCS2017_tsutsui_h.pdf（2021年8月閲覧）

管・IPPVへの移行が推奨されています**（表7）**[5]。これらをあわせて考えると、NPPV開始後1時間ほど経過した時点で呼吸状態、血行動態、臨床症状の改善を認めなければ気管挿管へ移行する必要性を判断することになります。

まとめ

　急性心不全による心原性肺水腫は、NPPVが最も有効な病態の一つであり、初期対応の時点から積極的にNPPVを導入することが推奨されます。しかし、NPPVの効果が不十分である場合には、時期を逸することなく気管挿管・IPPVへ移行することが必要です。NPPVを導入した後の呼吸状態、血行動態、臨床症状の継続的な観察と評価が重要であり、症状の改善が乏しければ、いたずらにNPPVを長時間続けることがないように注意しましょう。

■ 引用・参考文献 ■

1) 日本呼吸器学会NPPVガイドライン作成委員会編. NPPV（非侵襲的陽圧換気療法）ガイドライン. 改訂第2版. 東京, 南江堂, 2015.

2) 日本循環器学会/日本心不全学会合同ガイドライン. 2021年JCS/JHFSガイドラインフォーカスアップデート版 急性・慢性心不全診療. https://www.j-circ.or.jp/cms/wp-content/uploads/2021/03/JCS2021_Tsutsui.pdf（accessed 2021-08-06）

3) McKee, PA. et al. The natural history of congestive heart failure：the Framingham study. N Engl J Med. 285（26）, 1971, 1441-6.

4) Mebazaa, A. et al. Practical recommendations for prehospital and early in-hospital management of patients presenting with acute heart failure syndromes. Crit Care Med. 36（1 Suppl）, 2008, S129-39.

5）日本循環器学会/日本心不全学会．急性・慢性心不全診療ガイドライン（2017年改訂版）．https://www.j-circ.or.jp/old/guideline/pdf/JCS2017_tsutsui_h.pdf（accessed 2021-08-06）

6）Ergan, B. et al. How should we monitor patients with acute respiratory failure treated with noninvasive ventilation? Eur Respir Rev. 27（148）, 2018, 170101.

7）Ozylimaz, E. et al. Timing of noninvasive ventilation failure：causes, risk factors, and potential remedies. BMC Pulm Med. 14, 2014, 19.

8）British Thoracic Society Standards of Care Committee. Non-invasive ventilation in acute respiratory failure. Thorax. 57（3）, 2002, 132-211.

9）Mebazaa, A. et al. Acute heart failure and cardiogenic shock: a multidisciplinary practical guidance. Intensive Care Med. 42（2）, 2016, 147-63.

Part 2　救急・ICUの呼吸・循環管理ケーススタディ

5

S-Gモニターで何がわかるか?
―心機能を診る―

中川智生 新潟大学医歯学総合病院 高次救命災害治療センター

Case

70代、男性。COVID-19で自宅待機中。発症5日目、持続する胸痛と呼吸苦で救急要請した。

救急隊接触時には末梢冷感あり、呼吸数28回/min、心拍数120回/min、血圧90/50 mmHg、SpO_2 89％（room air）で喘鳴を伴う。既往症には高血圧、脂質異常症がある。救急隊測定の12誘導心電図でST変化があり、心筋梗塞が疑われ、PCIができる病院へ搬送された。

病院到着時には10 L/minリザーバーマスクでもSpO_2は90％を下回り、努力呼吸が継続しており、ショックは持続している状態であった。心電図変化、病歴からNPPV装着を考慮したが、エアロゾル発生の観点から気管挿管を選択した。鎮静、鎮痛、筋弛緩のうえ、気管挿管、人工呼吸管理としたうえでカテーテル室に移動した。

循環器内科医師により冠動脈多枝病変に対してPCIが施行され、血流は改善した。しかしながら左室駆出率（EF）は20％と低下したままであり、循環維持にはドブタミン3 μg/kg/min、ノルアドレナリン0.2 μg/kg/minを要した。

病態としてはCOVID-19による敗血症を背景に起こった両心不全が考えられ、左心機能評価目的にS-Gカテーテルを挿入し、全身管理目的にICU入室となった。

Caseで使用するME機器

● S-Gモニター（Swan-Ganz catheter） ◀ feature!

● フロートラックモニター

● 人工呼吸器

◆S-Gモニタリングで観察できる項目は？

◆S-Gカテーテルの挿入方法は？

解説

S-Gモニタリングで観察できる項目

　多病態が重なる症例や、COVID-19のように検査が制限される状況において、S-Gモニタリングは有用です。中心静脈カテーテルによるCVP測定やフロートラックモニターなどにより右心機能をモニタリングすることはできますが、左心機能については評価できません。右心機能に加え、左心機能のモニタリングが可能なS-Gモニターはエコーによる評価に加えて使用することで、管理を簡便にすることができます。

　肺うっ血の有無、volume、心拍出量、血管抵抗を知ることで、臨床的には同様の症状を呈する場合も、心不全の鑑別を行うことができ、介入を容易にします。

■S-Gモニタリングで直接測定できる項目

・肺動脈収縮期圧（PASP）、肺動脈拡張期圧（PADP）

・肺動脈楔入圧（PAWP）≒左房圧≒左室拡張末期圧＝前負荷

　肺動脈にバルーンのついたカテーテルを進め、バルーンを膨らませ肺動脈の分枝を遮断する（楔入）ことで、カテーテル先端は心臓側からの圧と遮断されます。カテーテル先端、肺血管、左房は同一の部屋にあり、左房内の圧を知ることができます。

・心拍出量（CO）

　右心房内で注入された冷水の温度を、心室を経て肺動脈で希釈された程度から計測します（熱希釈法）。CO＝一回拍出量（SV）×心拍数（HR）であり、低下は左心不全を示唆します。

・右心房圧（RAP）

　右心負荷、volumeの評価を行います。

■S-Gモニタリングで間接的に算出できる項目

・心係数（CI）＝CO/体表面積（L/min/m^2）

　COは体形により必要量に差があるため、体重と身長から近似した体表面積でおおよその必要量を割り出し、評価をより正確にしたものです。

・一回拍出量（SV）＝CO/HR（mL/回）

・一回拍出量係数（SVI）＝SV/体表面積（mL/回/m^2）

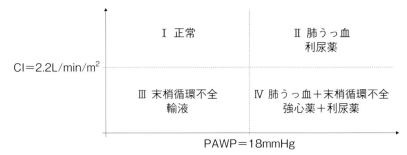

図1　Forrester分類（文献1より作成）

・体血管抵抗（SVR）　$\fallingdotseq 80$（MAP－RAP）/CO
・肺血管抵抗（PVR）　$\fallingdotseq 80$（MPAP－PAWP）/CO
・左室仕事量係数（LVSWI）$\fallingdotseq$SVI（MAP－PAWP）×0.0136
・右室仕事量係数（RVSWI）$\fallingdotseq$SVI（MPA－MRA）×0.0136

　以上のパラメーターの動向をモニタリングすることで、ショックや心不全の鑑別を行えるとともに、治療介入による変化についても、判断材料とすることができます。

　低心拍出量である状態の場合、組織への灌流は低下し、ショックであるとき、PAWPが低値であれば血管内脱水を疑い、PAWPが高いことは、一般に、より左心機能の低下を示唆します。

　このように、CI、PAWPの数値により、Forrester分類[1]による鑑別を行い、補液を要するのか、もしくは除水や強心薬の投与を要するのか、治療方針決定に役立てることができます（**図1**）。

S-Gカテーテルの挿入方法

　挿入部位は主に、内頚静脈、大腿静脈、もしくは鎖骨下静脈を選択します。挿入方法は上大静脈（SVC）もしくは下大静脈（IVC）挿入までは中心静脈カテーテルと同様の手技で行います。透視下で行うことで、カテーテルの走行がよりわかりやすく、安全に行うことができます。

　カテーテル先端が右房の入り口に達したら、続いてバルーンを拡張させることで血流に乗せ、圧波形の変化（**図2**）を見ながら心臓の拍動にあわせてゆっくりと、右房→右室→肺動脈→分枝での楔入圧まで、カテーテルを進めます。

　楔入が得られたら、バルーンのシリンジを外して、肺動脈内の圧にあわせてバルーンを収縮させます。カテーテルのたわみを取るように、先端位置を変えないまま、若干カテーテルを引き戻します。

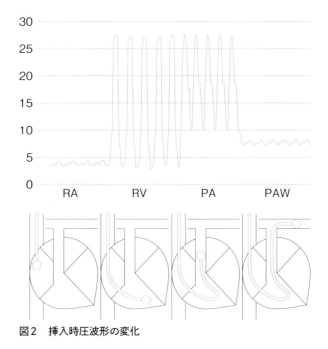

図2　挿入時圧波形の変化

　挿入後に楔入圧を再測定する際は、バルーンを圧波形を見ながら再度膨らませ、最大容量を超えないよう、最低限の容量で拡張させます。

　適切な補液量、カテコラミンアシストにより、徐々にカテコラミンの需要は低下し、敗血症からも離脱、循環動態は安定したためS-Gカテーテルは抜去した。COVID-19の回復を待ち、呼吸器の離脱を目標として、ICU管理を継続した。

循環管理とアセスメントのポイント

カテーテル先端位置の評価

　カテーテルの先端が小肺動脈のさらに奥、もしくは右室内に落ち込むなど、不適切な位置に留置されてしまう場合があります。不適切な留置は穿孔や不整脈などの合併症を招く原因となるため、ただちに確認し修正する必要があります。

　バルーンを収縮させているにもかかわらず、楔入圧が示される場合、末梢へ入り込んでいると疑います。圧波形を見ながら、徐々にカテーテルを引き抜き、肺動脈圧が示されることを確認します。続いて再度バルーンを拡張させ、楔入圧が示されることを確認しましょう。

　圧波形の拡張期圧が、それまで示していた値より低下した場合、カテーテル先端が右室に引き抜かれたことを疑います。バルーンを膨らませ、血流にのせることで、再度肺動脈内に導き、挿入時の波形と同様に留置します。

PAWPを前負荷の評価として鵜呑みにできない状況

　PAWPは楔入したカテーテル先端から左心房内までが一部屋であり、圧が一定であることを前提に、左室拡張末期圧、さらには前負荷の指標として扱っています。この前提が守られていない状況下では、PAWP≠左室拡張末期圧となります。

例）僧帽弁逆流がある→PAWPは高く測定されます。

例）左室拡張圧が高すぎる→左室拡張末期圧は肺血管のコンプライアンスにより緩和され、PAWP＜左室拡張末期圧となります。

例）肺塞栓がある→肺塞栓によりカテーテル先端の圧は高くなり、PAWP＞左室拡張末期圧となります。

■ 引用・参考文献 ■

1) Forrester, JS. et al. Medical Therapy of Acute Myocardial Infarction by Application of Hemodynamic Subsets（second of two parts）. N Engl J Med. 295（25）, 1976, 1404-13.

フロートラックセンサーで何がわかるか?

武田知晃　横浜市立大学附属病院 救急科 助教

Case

63歳、女性。主訴：発熱、意識障害。既往歴：左腎結石、高血圧、2型糖尿病。
現病歴：3日前より左腰背部痛があり、近医を受診。鎮痛薬を処方され自宅で様子を
みていたが、来院当日に発熱および意識レベルの低下を認め救急要請となった。
来院時バイタルサインは、意識レベルGCS 9（E2V2M5）、呼吸数28回/min、心拍数
120回/min（SR）、血圧84/54 mmHg、体温38.6℃（腋窩）、SpO$_2$ 100％（リザーバー
マスク10 L）であった。qSOFA full scoreで敗血症の疑いをもって診療開始。ショッ
クに対してRUSHを施行。血液分布異常性ショックと判断。細胞外液の急速輸液後に
ノルアドレナリン（NA）も開始した。血糖 246 mg/dL。ショックおよび意識障害で
あったため、緊急気管挿管とした。CT検査では、頭蓋内病変は認めず、左尿管結石
を認め、左腎盂の拡張があり、腎周囲の脂肪織濃度の上昇も認めた。血液および尿検
査からも結石性腎盂腎炎による敗血症性ショックと診断。抗菌薬投与、緊急で尿管ス
テント留置を行いICUへ入室。入室後に呼吸および循環管理目的にフロートラックセ
ンサーを導入した。

Caseで使用するME機器

- 超音波画像診断装置（エコー）
- 人工呼吸器
- フロートラックセンサー　　feature!

ここはチェック！ 確認ポイント

◆ ショックに対しては、まずエコーでRUSHを行う。

◆ ABCDEを再確認してからCT室へ移動する。

◆ ICUでの循環管理では積極的にフロートラックセンサーを使用する。

解説

ショックに対しては、まずエコーでのRUSHを

救急の現場で大切なのは、primary assessment & resuscitation（生理学的異常の評価とそれに対する蘇生）です。ショックの患者を見た際には、エコーでのRUSHを行います。

RUSHとは、rapid ultrasound in shockの略であり、エコーで迅速に（2分以内に）ショックを鑑別するというものです。pump、tank、pipesと3つの評価をして、4つのショック、つまり循環血液量減少性ショック、心原性ショック、血液分布異常性ショック、閉塞性ショックを見分けます。プローブはセクターだけでよいので、迅速に評価することを心掛けましょう。もちろんRUSHだけではなく、簡単な病歴、身体所見、胸部X線写真、心電図、血液ガス分析も用いて総合的に判断する能力が必要です。

ABCDEを再確認してからCT室への移動を

救急診療において非常に大切なことは、ABCDEの安定化です。安定化されていない患者の移動は非常にリスクが高いです。筆者はどんな場面においても、すべての患者に対してABCDEの確認から入ります。つまり、A気道、B呼吸、C循環、D意識、E体温に異常がないかどうか？ 異常があった場合には、緊急でどのような介入を入れるか？ を確認し、そして再度Aに戻り評価します。

ABCが保たれていても、意識障害がある患者は、挿管して気道確保した状態で移動することを検討します。万が一、移動中に嘔吐して窒息してしまう可能性もあるからです。迅速な画像評価も大切ですが、まずは患者の安定化を図ることもそれ以上に大切なことだと思います。決して気管挿管はおそれないようにしましょう。とはいっても、本人や家族の意思確認も大切ですが。

ICUでの循環管理では積極的なフロートラックセンサーの使用を

循環管理の目標は、酸素需給バランスを保つことです。実は、血圧や心拍数は酸素運搬量と相関がないといわれています[1]。需要に見合った適切な心拍出量を得ることが非常に大切であり、そのために輸液が必要なのか、循環作動薬が必要なのかを把握することが求められます。そこで有用なのが、フロートラックセンサー（**図1**）です。

これは、動脈留置カテーテル（A line）と接続して用いる専用のキットであり、動脈圧波形の情報に基づいて、心拍出量（CO：基準値4～8 L/min）、一回拍出量（SV：基準値60～100 mL/回）、一回拍出量変化（SVV：基準値10％未満）などの、各種フローパラメーターを連続して測定できる低侵襲の血行動態モニタリングシステムです（**表1**）。

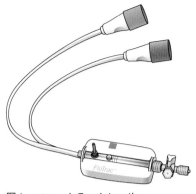

図1　フロートラックセンサー

表1　フロートラックセンサーで得られる循環動態パラメーター
（文献17より改変）

BP※	血圧：収縮期血圧、拡張期血圧、平均血圧の3種を表示
PR※	脈拍数
CO	心拍出量：心臓が1分間に送り出す血液の量（一回拍出量×心拍数）
CI	心係数：心拍出量÷体表面積で算出する値
SV	一回拍出量：心室が1回の収縮で拍出する量
SVI	一回拍出量係数：一回拍出量÷体表面積で算出する値
SVV	一回拍出量変化：一回拍出量の呼吸性変動を変化率（%）で表した値
SVR	体血管抵抗：左室の拍出に対する抵抗
SVRI	体血管抵抗係数：体血管抵抗算出時、心拍出量の代わりに心係数を使用したもの

※EV 1000クリティカルケアモニターで測定可

中心静脈圧の入力で体血管抵抗（SVR：基準値800～1,200 dyne-s/cm⁵）の測定も可能になります。

適応と注意点

　適応に関しては、術中や術後管理、外傷や熱傷、循環器系併存疾患、腎障害、敗血症など幅広いです。

　輸液は多すぎても少なくても合併症に影響します[2~4]。体液量不足では循環不全、腎不全、頻脈、腸管機能低下、縫合不全などを、体液量過剰では呼吸不全、心不全、浮腫、褥瘡、腸管機能低下、縫合不全などを引き起こします。輸液の指標は従来から尿量や中心静脈圧（CVP）などが用いられてきました。しかし、2009年に公表された英国のGIFTASUPでも尿量は指標として好ましくないとされており[5]、CVPに関してもその能力は乏しいことから使用されるべきではないとメタ解析でも示されました[6]。

　また、肺動脈カテーテルは侵襲性が高いとされており、72時間～96時間を超えて使用すると感染や血栓閉塞などの合併症を生じるリスクがあります[7]。低侵襲に行うことが可能なエコーでは、ドプラ法も用いればあらゆるパラメーターが推定可能ではあるものの、連続的なモニターは不可能であり検者の技量に左右される欠点もあります。フロートラックセンサーは、低侵襲で連続的なモニターが可能であり、致死率および疾病率を低下させることも示されており[8]、特に動的指標であるSVVは輸液反応性の予測指標として非常に優れているとされています[9, 10]。

　では、フロートラックセンサーで循環動態を最適化するために、必要な知識や考え方を解説していきます。

一回拍出量の変化（ΔSV）とは、呼吸による胸腔内圧の変化に伴い自然に起こる現象です。この変化量を平均値で割ったものがSVVとなります。つまり、SVV（%）=（SV_{max} − SV_{min}）/SV_{mean}となります。基準値は人工呼吸器装着患者で10%未満です。

10%を超える場合は、輸液によりSVやCOが増加する可能性が高いです。血圧は有用なツールですが、COとSVRの産物です。血圧が良好であっても組織灌流の状態が良好であるとは限りません[11]。SVVを用いて酸素運搬量と組織灌流が最大となる輸液投与のタイミングを決定しましょう。10%未満の場合でも、SVが低い場合には強心作用のある循環作動薬を検討します。その後のSVや心係数（CI：基準値2.5〜4 $L/min/m^2$）の推移をみて調整します。

■すべての患者で信頼性が高いわけではない

今まで説明したSVVには注意点もあります。それはすべての患者で信頼性が高いわけではないということです。適切な一回換気量による機械的換気であること、洞調律であること、開胸していないこと、小児ではないことが条件になります[11〜13]。SVVの信頼性が低い患者においては、下肢挙上[14]や輸液チャレンジ[15, 16]を行い、SVの変化で輸液の必要性を判断する方がよく、SVVはその限界を理解して使用することがとても重要です。

血圧は心拍出量と末梢血管抵抗で規定されます。心拍出量に関してはSVVやSV、CIなどを指標に適切化することは前述の通りですが、末梢血管抵抗を適切にすることも重要です。こちらに関しては、SVRに着目しましょう。SVRが低い場合には、血管収縮作用のある循環作動薬を検討します。ここで注意することは、十分な循環血液量が保たれているかを確認することです。不足している状態で血管抵抗のみ上昇させては、腸管虚血などを引き起こす可能性があります。

まとめると、以下のようにして循環動態の最適化を目指します。

①SVは適切か？

②SVVは適切か？ 高い場合は「輸液反応性あり」と解釈し輸液を、低い場合には「輸液反応性なし」と判断し強心薬を使用

③SVRは適切か？ 低い場合には血管収縮薬を使用

来院時から輸液 1,300 mL、NA 0.18γ を開始しICUへ入室。SV 48 mL/回と低く、SVV 19％と高かったため細胞外液の負荷を継続した。その後、SVVは6％まで改善し、SV も68 mL/回まで上昇したため輸液を制限。しかしSVRは720 dyne-s/cm^{5}と低く、Lac も3.6 mmol/Lと高値であったため血管収縮薬のバソプレシン（AVP）を追加した。SVRは1,150 dyne-s/cm^{5}まで上昇し、Lac も2.0 mmol/L未満まで低下し尿量も得られてきた。

数日後にはSVRは1,600〜1,800 dyne-s/cm^{5}と高めを推移していたため、NAおよびAVPは漸減。その後のSVVは8％から4％まで低めを推移していた。来院時からの体重は＋5 kgと増加しており、refill期を迎えたと判断し利尿薬にて除水を開始。除水完了後に呼吸器のウィーニングを開始し、入院7日目に抜管となった（図2）。その後の経過に問題はなく、入院18日目に自宅退院となった。

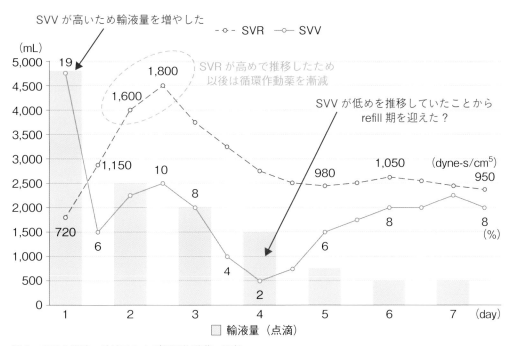

図2　ICU入室後の輸液量および循環作動薬の調整

▍呼吸管理と循環管理のアセスメントのポイント

フロートラックセンサーにおける他の注意点

　一般的にPEEP（呼気終末陽圧）を上げるとSVVは上昇する可能性があるので、解釈には注意が必要です。また、正確な動脈圧波形かどうか？ ゼロ点の位置は正しいか？ セットアップ時に性別、年齢、身長、体重などのデータが正確に入力されているか？ などにも注意しつつ、患者の姿勢の変化やベッドの高さの変化により得られる数値が変化することも知っておくことが重要です。

呼吸器のウィーニングをする際の確認ポイント

　大量輸液をした際には、現時点での酸素化だけでは決めずに今後来ると予想されるrefill期を待ち、除水をしてからウィーニングに入るのがよいと思います。本症例でも除水が完了したところで呼吸器のウィーニングを開始しました。

最後に

　今回、フロートラックセンサーを中心に説明しましたが、それだけで判断しないようにする必要があります。Ht値、Hb、尿酸値、BUN/Cr比、Na、Lac、尿比重、FENaなどなど、もちろん尿量やエコーでもトレンドでみていくことで十分に有用な指標になると筆者は思います。大切なのは、それら複数の指標をもとに総合的に判断していくことです。

　また、忘れてはならないのは、身体所見です。ICUの患者は鎮静されている場合が多く所見がなかなかとりにくいこともありますが、四肢の浮腫はどうか、しわはどうか、手足の色や温かさはどうかなどに目を配り、総合的に判断していきましょう。日々の観察が大切です。

　看護師においても各勤務帯で所見は変わります。小さな変化に気づきやすいのは看護師です。小さなことでも時間帯に関係なく報告しましょう。その報告は、今後の治療を決めるうえで非常に重要な情報に違いありませんから。

Column trial and error（試行錯誤）

　集中治療において正解はないと思います。恩師が言っておりました、「trial and error（試行錯誤）なんだ」と。「忘れてならないのは、やったらやりっぱなしではなく、必ずその治療がうまくいっているのか？ 間違っているのか？ を日々、いや時間単位で患者に張り付いて評価することなんだ」と。医師を辞めるその日まで、この言葉を忘れずにまっすぐ患者と向き合いたいと思っております。皆様にとっても、この言葉が少しでもためになったら恩師も喜ぶことでしょう。

■ 引用・参考文献 ■

1）Bauer, P. et al. Significance of venous oximetry in the critically ill. Med Intensiva. 32（3）, 2008, 134-42.
2）Bellamy, MC. Wet, dry or something else? Br J Anaesth. 97（6）, 2006, 755-7.
3）Thacker, JK. et al. Perioperative Fluid Utilization Variability and Association With Outcomes: Considerations for Enhanced Recovery Efforts in Sample US Surgical Populations. Ann Surg. 263（3）, 2016, 502-10.
4）Tatara, T. et al. The effect of duration of surgery on fluid balance during abdominal surgery: a mathematical model. Anesth Analg. 109（1）, 2009, 211-6.
5）Soni, N. British consensus guidelines on intravenous fluid therapy for adult surgical patients（GIFTASUP)-Cassandra's view. Anaesthesia. 64（3）, 2009, 235-8.
6）Marik, PE. et al. Does the central venous pressure predict fluid responsiveness? An updated meta-analysis and a plea for some common sense. Crit Care Med. 41（7）, 2013, 1774-81.
7）American Society of Anesthesiologists Task Force on Pulmonary Artery Catheterization. Practice guidelines for pulmonary artery catheterization: an updated report by the American Society of Anesthesiologists Task Force on Pulmonary Artery Catheterization. Anesthesiology. 2003, 99（4）, 988-1014.
8）Hamilton, MA. A systematic review and meta-analysis on the use of preemptive hemodynamic intervention to improve postoperative outcomes in moderate and high-risk surgical patients. Anesth Analg. 112（6）, 2011, 1392-402.
9）Bundgaard-Nielsen, M. et al. Monitoring of peri-operative fluid administration by individualized goal-directed therapy. Acta Anaesthesiol Scand. 51（3）, 2003, 331-40.
10）Parry-Jones, AJD. et al. Arterial pressure and stroke volume variability as measurements for cardiovascular optimisation. Int J Intensive Care. 10（2）, 2003, 67-72.
11）Green, D. et al. Latest developments in peri-operative monitoring of the high-risk major surgery patient. Int J Surg. 8（2）, 2010, 90-9.
12）Mair, S. et al. Applicability of stroke volume variation in patients of a general intensive care unit: a longitudinal observational study. J Clin Monit Comput. 31（6）, 2017, 1177-87.
13）Myatra, SN. et al. Use of tidal volume challenge to improve the reliability of pulse pressure variation. Crit Care. 21（1）, 2017, 60.
14）Mesquida, J. et al. Passive leg raising for assessment of volume responsiveness: a review. Curr Opin Crit Care. 23（3）, 2017, 237-43.
15）Carsetti, A. et al. Fluid bolus therapy: monitoring and predicting fluid responsiveness. Curr Opin Crit Care. 21（5）, 2015, 388-94.
16）Biais, M. et al. Mini-fluid challenge of 100 ml of crystalloid predicts fluid responsiveness in the operating room. Anesthesiology. 127（3）, 2017, 450-6.
17）エドワーズライフサイエンス株式会社. フロートラックセンサー カタログ. https://www.edwards.com/jp/uploads/pdf/brochure_ft.pdf（accessed 2021-07-09）
18）日本集中治療医学会・日本救急医学会JSSCG2020委員会. 日本版敗血症診療ガイドライン2020. 日本集中治療医学会雑誌. 28（Supplement）, 2021, S1-S411.
19）McGee, WT. et al. QUICK GUIDE TO Cardiopulmonary Care. 東京, エドワーズライフサイエンス株式会社. https://www.edwards.com/jp/uploads/files/support-quick-guide-cc-vol.5.pdf
20）エドワーズライフサイエンス株式会社. 血行動態モニタリング—その生理学的基礎と臨床応用—. https://www.edwards.com/jp/professionals/education/support-20141028-3
21）田中竜馬編. 集中治療, ここだけの話. 東京, 医学書院, 2018, 442p.

Part 2 救急・ICUの呼吸・循環管理ケーススタディ

7

パルスオキシメーターを活用した
COVID-19患者の重症度による層別化

野垣文子 横浜市立大学附属市民総合医療センター 高度救命救急センター/ER部門 助教

Case

65歳、男性。

現病歴：受診7日前から微熱があり、受診3日前に近医で新型コロナウイルス迅速抗原検査を受け、陽性と診断された。保健所の判断で自宅療養となり、配布されたパルスオキシメーターで自らSpO_2を測定していた。受診当日朝、呼吸苦を自覚、SpO_2の数値に変化はなかったものの、症状が改善しないため心配になり、当院を受診。

既往歴：高血圧、脂質異常症、高尿酸血症、糖尿病。

来院時バイタルサイン：呼吸数16回/min、脈拍83回/min、血圧126/78 mmHg、体温37.3℃、SpO_2 98％。

身体所見：貧血なし、黄疸なし。肺野：呼吸音清、雑音などは聴取せず。腹部：所見なし。

胸部単純X線：明らかな肺炎像は認めず。血液検査：WBC 6,900/μL、RBC 450万/μL、Hb 13.2 g/dL、Ht 39％、PLT 18万/μL、TP 7.1 g/dL、AST 32 U/L、ALT 35 U/L、BUN 19 mg/dL、Cr 1.2 mg/dL、CRP 6.3 mg/dL。

経過：入院するような病態はなかったため、帰宅。自宅療養継続の方針となった。

Caseで使用するME機器

● パルスオキシメーター　feature!

ここはチェック！ 確認ポイント

◆ 簡便かつ非侵襲的に使用できる機器なので自宅でも使用可能。

◆ 数値で受診や入院の目安を知る。

◆ 症状がなくても使用することで状態を把握する。

解説

　COVID-19が流行して早1年以上、医療従事者は多くの患者の対応にあたってきました。そのなかには自宅待機者や療養施設入所者も多く、そのような人たちの状態把握をどのように行うのかが問題となっています。

　全身状態の把握にはさまざまな機器や数値が使われますが、パルスオキシメーターはそのなかでも比較的簡便に数値が測定でき、数値の理解もしやすいものの一つです。市販されている機器もあり、自宅にあるという人も少なくないと思います。COVID-19診療においてパルスオキシメーターはどのような役割を果たしているのでしょうか。

呼吸とパルスオキシメーター

　ヒトは呼吸によって酸素を体内に取り込みます。体内に取り込まれた酸素は赤血球中のヘモグロビンと結合することにより全身に運ばれます。ヘモグロビンは最大4個の酸素と結合することができ、酸素と結合したヘモグロビンを酸化ヘモグロビン、酸素と結合していないヘモグロビンを還元ヘモグロビンといいます。ヘモグロビンは酸素が多いとより酸素と結びつきやすくなり、酸素が少ないと離れていく傾向にあります。そのため末梢の組織へ酸素が運べるのです。酸化ヘモグロビンは鮮紅色、還元ヘモグロビンは暗赤色をしており、これが動脈血が静脈血よりも赤くみえる理由です。

　そのヘモグロビンと酸素の結合率を表した数値が動脈血酸素飽和度（arterial oxygen saturation；SaO_2）で、動脈血酸素分圧（arterial oxygen partial pressure；PaO_2）と相関します。SaO_2は動脈血液ガス分析装置で測定されますが、それを経皮的に測定したものがSpO_2（percutaneous oxygen saturation）です。

■パルスオキシメーターの原理

　パルスオキシメーターは「経皮的動脈血酸素飽和度測定器」といって、体内の動脈血酸素飽和度を測定する機器で、脈拍も測れます。1973年に日本で開発されました。手指や足趾、耳たぶなどの皮膚に、2種類の赤い光（赤色光、赤外光）を当てて測定します。酸化ヘモグロビンは赤外光付近の光をよく吸収し、還元ヘモグロビンは赤色光付近の光をよく吸収します。この2つの波長における透過光を測定し、その比率からヘモグロビンの比率を計算しています。光自体はさまざまな組織を透過しますが、動脈血は脈波といわれるように時間的な変動があるため、その変化だけをみることで動脈血の数値が割り出されていきます。パルスオキシメーターで脈拍が測定できるのはこの変動をみているためです。

　SpO_2は基礎疾患のない健常な人では通常95〜100％となります。慢性閉塞性肺疾患な

ど呼吸器疾患がある人では88〜92％程度でも正常とされることもあります。一般的には93％よりも低下すると体内の酸素分圧が低下し、呼吸苦などの症状だけでなく、全身に酸素が運ばれない状態となり、全身状態に影響を与えることになります。

〈補足〉

　組織への酸素供給量（oxygen delivery：DO_2）は心拍出量と動脈血酸素含量（arterial oxygen content：CaO_2）を乗じた以下の式で表されます。

酸素供給量（DO_2）＝CO×CaO_2

動脈血酸素含量（CaO_2）＝（1.34×Hb×SaO_2/100）＋PaO_2×0.003

＊CO：心拍出量（L/min）、Hb：ヘモグロビン濃度（g/dL）

　上記の式ではPaO_2×0.003は限りなく0に近く、この式で大きな変動をするのはHbとなることから、CaO_2はHb濃度に影響を受けることがわかります。

注意点

　この機器の使用における注意点としては、末梢の毛細血管の血流を見ているため、寒冷や低血圧などによる末梢循環障害やプローブの装着不良、マニキュアやジェルネイルなどによる透光性低下などの状況では正確に測定できないことです。

　また貧血があると、そもそも酸素を運搬するヘモグロビンが少なくなり、酸素と結合している酸化ヘモグロビンの相対的な割合が増えるため、見かけ上はSpO_2がよく見えてしまいます。同じような理由で、全身状態悪化に伴う臓器血流低下や異常ヘモグロビン（COヘモグロビンやメトヘモグロビンなど）の存在によっても、見かけ上は良い数値が出てしまうことがあります。この場合はSpO_2の数値は良いのにもかかわらず、実は低酸素血症が起こっているのです。その他にも外部からの光や薬剤などによっても誤差が生じることがあります。

　簡便に、非侵襲的に確認できることが最大のメリットではありますが、数値だけに頼らず、その他の状態も確認しながら使用することが重要です。

いったん帰宅し、自宅にあるパルスオキシメーターでSpO_2を測定していたが、受診の2日後にSpO_2低下および呼吸苦の悪化を認めたため、救急要請し再受診。酸素投与が必要な状態になっており、病院で行った画像検査で肺炎像が出現していた。入院加療の方針となり、治療が開始された。

呼吸管理とアセスメントのポイント

自宅使用により入院判断の一助に

　パルスオキシメーターは前述の通り、簡便に使用することができるので、自宅で使用することにより呼吸状態の把握がしやすくなります。COVID-19の患者は感染当初は無症状や軽い風邪症状などで済む人がほとんどですが、7〜10日ほどすると呼吸状態が悪化する人がいます。この症例も発症7日で症状が徐々に悪化し始めていた可能性があり、発症10日で肺炎の診断となっています。

　流行期には医療機関の入院病床が逼迫してくるため、入院適応に関しての情報が必要になります。本症例では自宅でパルスオキシメーターを使用することにより入院の判断の一助になりました。

■酸素化の状態を客観的に把握することが重要

　COVID-19患者で問題なのは「happy hypoxia」と呼ばれる状態です。これは症状がほとんどないのに呼吸状態が悪化している状態のことを指しています。高齢者や糖尿病の人はもともと呼吸困難を感じにくい病態があることや、呼吸困難を感じるセンサーである頸動脈小体はコロナウイルスに感染しやすく、頸動脈小体の機能が落ちることにより症状を感じにくくなる、などの理由が挙げられています。

　ここでも役に立つのがパルスオキシメーターです。症状がなくても発症後に定期的に測定することにより、状態の悪化を把握することができます。厚生労働省の『新型コロナウイルス感染症（COVID-19）診療の手引き』でも「SpO_2を測定し酸素化の状態を客観的に判断することが望ましい」としています（**表1**）[1]。神奈川県ではコロナ禍の医療提供体制として「神奈川モデル」を実施しています。「入院優先度判断スコア」を使用し、共通した基準で入院適応を決められるように目安を示しています。そのスコアでは性別や年齢などの項目以外に、SpO_2が95％以下の患者で入院を勧めることになっています。このスコアを用いることで、本当に必要な人にベッドを確保できるような体制を作っています。

　このように簡便に使用できる身近な機器であるパルスオキシメーターですが、コロナ禍では非常に有効なアイテムとして活用されています。特に流行期における患者管理では今後も活躍することでしょう。この機会に今一度、パルスオキシメーターについて勉強し直してみましょう。

Part 2　救急・ICUの呼吸・循環管理ケーススタディ

表1　重症度分類（医療従事者が評価する基準）

重症度	酸素飽和度	臨床状態	診療のポイント
軽症	SpO$_2$≧96％	呼吸器症状なし or 咳のみで呼吸困難なし いずれの場合であっても肺炎所見を認めない	・多くが自然軽快するが、急速に病状が進行することもある ・リスク因子のある患者は入院の対象となる
中等症I 呼吸不全なし	93％<SpO$_2$<96％	呼吸困難、肺炎所見	・入院の上で慎重に観察 ・低酸素血症があっても呼吸困難を訴えないことがある ・患者の不安に対処することも重要
中等症II 呼吸不全あり	SpO$_2$≦93％	酸素投与が必要	・呼吸不全の原因を推定 ・高度な医療を行える施設へ転院を検討
重症		ICUに入院 or 人工呼吸器が必要	・人工呼吸器管理に基づく重症肺炎の2分類（L型、H型） ・L型：肺はやわらかく、換気量が増加 ・H型：肺水腫で、ECMOの導入を検討 ・L型からH型への移行は判定が困難

注
・COVID-19で死亡する症例は、呼吸不全が多いために重症度は呼吸器症状（特に呼吸困難）と酸素化を中心に分類した。
・SpO$_2$を測定し酸素化の状態を客観的に判断することが望ましい。
・呼吸不全の定義はPaO$_2$≦60 mmHgでありSpO$_2$≦90％に相当するが、SpO$_2$は3％の誤差が予測されるのでSpO$_2$≦93％とした。
・肺炎の有無を把握するために、院内感染対策を行い、可能な範囲で胸部CTを撮影することが望ましい。
・酸素飽和度と臨床状態で重症度に差がある場合、高い方に分類する。
・重症の定義は厚生労働省の通知に従った。ここに示す重症度は中国や米国NIHの重症度とは異なっていることに留意すること。

(厚生労働省. 新型コロナウイルス感染症COVID-19診療の手引き. 第5.1版.)

■ 引用・参考文献 ■

1) 厚生労働省. 新型コロナウイルス感染症（COVID-19）診療の手引き. 第5.1版. https://www.mhlw.go.jp/content/000801626.pdf（accessed 2021-07-12）
2) Couzin-Frankel, J. The mystery of the pandemic's'happy hypoxia'. Science. 368（6490）, 2020, 455-6.
3) Tobin, MJ. et al. Why COVID-19 Silent Hypoxemia Is Baffling to Physicians. Am J Respir Crit Care Med. 202（3）, 2020, 356-60.

8

質の高いCPRの指標として活用する
カプノモニター

吉田 敦　国立病院機構 横浜医療センター 集中管理部 救急救命士

Case

55歳、男性。建設業。職場の健康診断で高血圧、脂質異常症を指摘されるも医療機関未受診。○月○日、仕事中に突然の胸苦しさを訴えてうずくまった。その姿を見た同僚が駆けつけ、声をかけるが反応がなかったため119番通報した。

通報を受けた消防司令センターによる聴取で心肺停止と判断し、口頭指導でバイスタンダーCPRを実施。救急隊への出動指令と同時に直近の救命救急センターへのドクターカー出動要請を行った。

要請を受けた救命救急センターより医師・看護師らが出動、現場到着時には救急隊が先着し車内収容済み。車内で救急隊によって除細動器が装着され、CPRが実施されていた。

救急車に乗り込んだ医師は、救急隊へ胸骨圧迫継続を指示した後に気管挿管を実施。看護師に対してモニタリング評価を目的に「カプノモニター」の装着を指示した。

Caseで使用するME機器

● カプノモニター　feature!

● 除細動器

ここはチェック！ 確認ポイント

◆ 高度な気道確保に対する視覚的評価を行う。

◆ 質の高いCPRを行うための指標となる。

◆ 病院前救護の場面で活用する。

Part 2　救急・ICUの呼吸・循環管理ケーススタディ

解説

高度な気道確保に対する視覚的評価

　心肺停止症例に対する高度な気道確保として「気管挿管」が挙げられます。気管挿管後の確認は、胸郭の挙上を目視した後に5点聴診法（心窩部→左右前胸部→左右側胸部→心窩部）を行います。カプノモニターは気管挿管後のモニタリングとして使用するだけではなく、気管挿管時の確認デバイスとして活用することが可能です。

　カプノモニターはETCO$_2$（endtidal CO$_2$：呼気終末二酸化炭素分圧）を測定する機器で、通常は**図1**で示すような台形を模した波形が示されます。挿管時に見逃してはならないのは「食道挿管」です。食道内ではCO$_2$排出がないため、カプノモニターの値は"0"となり、**図2**に示すような平坦な線となります。そのような波形を確認した場合は速やかに抜管し、再挿管を試みましょう。

　心肺停止症例における気管挿管は周囲が慌ただしくなります。その際、聴診だけで評価を行うのではなく、視覚的に評価を行うことのできるカプノモニターの使用が有用だといえるでしょう。

質の高いCPRを行うための指標

　現在、心肺蘇生に関するさまざまな教育・講習において、質の高い心肺蘇生法（CPR）を推奨していることは言うまでもありません。「質の高いCPR」とは、①強く・早く胸骨を圧迫、②胸壁を完全に戻す、③中断時間を最小限にする、④過換気を避ける、の4

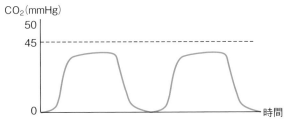

図1　正常の波形

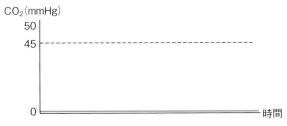

図2　食道挿管が疑われる波形

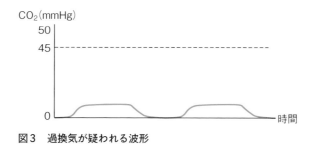
図3　過換気が疑われる波形

つが重要な項目として指導されています。

　カプノモニターは心肺停止症例において肺循環の指標とされています。肺循環とは肺動脈内を静脈血が流れ、肺で酸素と二酸化炭素のガス交換を行った後、肺静脈から動脈血が心臓に流れることです。心肺停止症例では循環が停止しており、ETCO$_2$の排出がないため値は出なくなりますが、質の高いCPRにより循環を作り出すことでETCO$_2$の値は出てくるはずです。ETCO$_2$ 10 mmHg以上を目標にCPRを行うよう修正しましょう。

　また、図3で示すような波形になった場合、過換気が考えられます。換気回数を確認しながら修正を行う必要があります。さらに、自己心拍再開（ROSC）時には急激なETCO$_2$の上昇を認めることから波形変化が起こります。CPRサイクルの波形確認時にカプノモニターの波形を注視することも、一つの指標として有用です。

　心肺停止症例に対するカプノモニターの使用は、日本蘇生協議会（JRC）および米国心臓協会（AHA）の指針でも使用が推奨されており、質の高いCPRを行ううえで重要な項目を視覚的に評価することが可能なデバイスといえるでしょう[1, 2]。

病院前救護の場面での活用

　カプノモニターは病院内だけでなく、病院前救護の現場でも活用されています。ドクターカーやドクターヘリなど、病院前の救急現場において気管挿管などを行う場合は静寂を保てる環境がほとんどありません。そのような場面では聴診による位置確認だけでは不十分となる可能性があるので、カプノモニターによる視覚的な評価が有用となってきます。

　また、患者搬送などの場面で動きがあった際にも、カプノモニターの数値および波形変化により異常を早期に察知することが可能なことから、各地域で救急隊の救急救命士による気管挿管実施時にも使用が広がっています。病院前救護現場という限られた人数で活動しなければならない場面では、カプノモニターが円滑な救急活動をするうえで重要なデバイスの一つになるといえるでしょう。

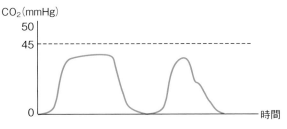

図4　エア漏れが疑われる波形

気管挿管後、医師により5点聴診を行いつつカプノモニターの波形および数値を確認。気管挿管が適切な位置であることを確認した後に看護師へチューブ固定を指示した。その後、二次心肺蘇生法（ACLS）のアルゴリズムに沿ってCPRを行うなかで看護師・救急隊に対して「質の高いCPRを行うため、$ETCO_2$ 10 mmHg以上を目標にCPR継続」と伝え、それぞれが数値を確認し、蘇生活動を行いながら病院へ到着。
救命救急センター前で待ち構える医師・看護師らに患者を引き継ぎ初療室に入室。入室直後にカプノモニターで波形変化・$ETCO_2$の上昇を認めたため、CPRサイクルでのリズムチェック時に自己心拍の再開を確認。院内スタッフにより心肺停止に対する精査加療を行うこととなった。

呼吸管理とアセスメントのポイント

　心肺停止症例では、緊迫した状況のなかで多数のスタッフが患者を救うために全力で治療を行います。カプノモニターに限らず、容体変化時には装着しているモニター、患者状態を確認することで迅速な対応をとることが可能になります。

SpO_2の低下

　SpO_2の低下とともに、カプノモニターに図4のような波形が出た場合は "エア漏れ" を疑いましょう。カフの破損、呼吸器との接続外れなどが考えられます。カフ圧の確認、再接続など適切に対処しましょう。

換気不良

　人工呼吸中に換気抵抗が出現し、カプノモニターに図5のような波形が出た場合は "閉塞" を疑いましょう。チューブのねじれ・折れなどが考えられます。また、この場合は身体的な原因も考えられるので、あわせて原因検索が必要です。

　簡便で容易に使用できるカプノモニターは、質の高いCPRを行ううえで有用なデバイ

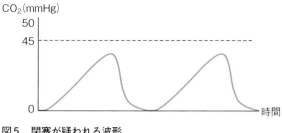

図5　閉塞が疑われる波形

スの一つです。皆さんの職場でも必要時には積極的にカプノモニターを使用することを
お勧めします。

■　引用・参考文献　■

1) 日本蘇生協議会監修. "第2章　成人の二次救命処置（ALS）". JRC蘇生ガイドライン2020. 東京, 医学書院, 2021, 47-156.
2) AHAコンセンサスステートメント 心肺蘇生の質：院内および院外における心蘇生転帰の改善. 5.
3) 日本救急医学会ICLSコース企画運営委員会ICLSコース教材開発ワーキング編. 改訂第4版 日本救急医学会ICLSコースガイドブック. 東京, 羊土社, 2016, 135p.
4) J. E. Campbell. 救急救命スタッフのためのITLS. 第3版. 大阪, メディカ出版, 2017, 504p.

Part 2　救急・ICUの呼吸・循環管理ケーススタディ

9

人工呼吸器のABC

鈴木誠也　国立病院機構 横浜医療センター 救命救急センター

Case

74歳、男性。

来院3日前から、咳嗽・喀痰増加・発熱を認めていた。食思不振があり、体動困難となったため救急要請し搬送された。既往歴には、高血圧、糖尿病、脂質異常症がある。来院時のバイタルサインは意識レベルJCS 20、呼吸数28回/min、脈拍118回/min、血圧98/45 mmHg、体温38.7℃、SpO$_2$ 90％（リザーバーマスク酸素10 L/min投与下）であった。右肺野全体にcoarse crackleを聴取し、胸鎖乳突筋を使用した努力呼吸を呈していた。さらに、黄色粘稠痰を多量に排出していた。血液検査では炎症マーカーの上昇、急性腎障害があり、胸部X線では右肺野全体に浸潤影を認めた。細胞外液の輸液を開始したが、血圧は上昇せず、市中肺炎による敗血症性ショックと診断した。人工呼吸器による治療が必要と判断し、気管挿管を行って集中治療室に入室した。

Caseで使用するME機器
● 人工呼吸器　◁ feature!

ここはチェック！ 確認ポイント
■人工呼吸を行う目的
　◆①酸素化の改善、②換気の補助、③呼吸仕事量の軽減はどうか？

解説

　人工呼吸は1950年代のポリオ流行以降、急速に発展してきました。当初は「鉄の肺」と呼ばれる金属性のタンクに首から下を入れ、周囲から陰圧をかけて換気を行うものでしたが、現在は人工呼吸器が陽圧をかけて呼吸を補助しています。かつては、鎮静薬を大量に使用して人工呼吸器と同調させることが多かったのですが、近年では患者の自発

呼吸を温存した呼吸補助を行うことが一般的になってきています[1]。

本稿では、気管挿管を用いた人工呼吸について解説します。人工呼吸を行う目的は主に以下の通りです。

①酸素化の改善

リザーバーマスクなどで十分な量の酸素投与を行っていたとしても、患者の吸気努力が強いと周囲の空気を吸入してしまいます。適切な吸入酸素濃度（fraction of inspiratory oxygen；F_IO_2）を担保するためには気管挿管して人工呼吸器から酸素投与を行います。低酸素血症が原因で人工呼吸が必要となった場合には、F_IO_2 1.0 から開始します。また、肺に陽圧をかけることで肺水腫を軽減し、肺の虚脱を防ぐことで酸素化が改善します。

人工呼吸器で酸素化に関係する設定は、F_IO_2 と呼気終末陽圧（positive end-expiratory pressure；PEEP）です。PEEP を高めに保つことで、上記の効果によって酸素化が改善します。状態が改善してきたら、PEEP を徐々に下げていきます。

②換気の補助

肺水腫や肺炎では、換気できない部分の肺が増えています。また、敗血症では代謝が亢進しており、多くの換気が必要となります。神経筋疾患などでは、呼吸筋が十分に働かないために換気をする機能が低下してきます。自発呼吸での換気が不十分である場合に人工呼吸を行います。

人工呼吸器で換気に関わる設定は、呼吸数と一回換気量または吸気圧です。ARDSにおける研究の呼吸数は35回を上限としています[2]。pHを正常に保つために必要な呼吸数に設定します。重症のARDSの場合には、軽度の呼吸性アシドーシスは容認することがあります。喘息などの閉塞性換気障害では、呼気を十分にとるために呼吸数は必要最小限にします。

一回換気量または吸気圧は、患者の身長・体重をもとに適切に設定します。

③呼吸仕事量の軽減

敗血症や全身性の炎症では二酸化炭素産生量が増加しています。それによって呼吸に関わる仕事量が増加しています。そのため、自発呼吸から人工呼吸に委ねて呼吸仕事量を軽減します。

体温が1℃上昇すると二酸化炭素の産生量は13％増え、40℃の発熱では約40％増加してしまいます[3]。原疾患に対する適切な根本治療を行い、二酸化炭素産生量を減らします。

集中治療室入室後、人工呼吸を継続し、昇圧薬の使用、抗菌薬治療を行った。敗血症ショックのため入院後3日間は輸液負荷と昇圧薬が必要だったが、徐々に抗菌薬が奏効して人工呼吸器の補助も減らすことができた。

入院当初はF_1O_2 0.6、PEEP 14 cmH$_2$O、吸気圧26 cmH$_2$O、呼吸数26回/minの設定だったが、酸素化が改善しPaO_2/F_1O_2も250以上となってきた。そのためPEEPも漸減することができた。輸液負荷によって体重が5kgほど増加していたため、利尿薬を使用しつつ体液量を減らした。入院7日目に、自発呼吸テストを行いクリアしたため、抜管し人工呼吸器から離脱することができた。

■呼吸管理とアセスメントのポイント

①人工呼吸器の設定

■モード

　まずはモードを設定します。人工呼吸器の種類によって多様なモードが搭載されており、初学者の混乱をきたしている部分があります。強制換気モード（assist control：A/Cなど）、間欠的強制換気モード（SIMVなど）、自発換気モード（PSVなど）を使用することが多いです。近年の人工呼吸器にはこれ以外にも多彩なモードが搭載されていますが、原則はこの3つです。

　さらにSIMVモードはその有効性が見いだせないことも多く、使用されない傾向にあります。そのため、強制換気モードから人工呼吸を開始し、離脱の時期が近づいたら自発換気モードに移行していくことが一般的になっています[4]。

■F_1O_2

　モードを設定したら、F_1O_2を設定します。人工呼吸を開始した時点では1.0で開始して動脈血液ガスを測定し、PaO_2 60〜100 mmHgになるように調整します。高濃度酸素投与の有害性が指摘されており、また酸素濃度が高いと吸収性無気肺をきたすこともあるため、可能な限りF_1O_2を下げることを目標とします。

■PEEP

　次にPEEPを設定します。人工呼吸器の大きなメリットである「肺に陽圧をかける」ことで、呼吸状態の改善を期待します。適切なPEEP設定により、肺を十分に拡張し、つぶれてしまわないように維持します。ARDS networkの基準に沿って設定することが多いです[2]。

■強制換気モードの場合

　強制換気モードの場合には、従圧式・従量式の補助を決定します。症例に沿って適切な吸気圧または換気量を設定します。ARDSの場合には、一回換気量を6 mL/kg以下に設定することが推奨されています。自発換気モードの場合には圧の補助設定を行います。

　また、強制換気モードでは呼吸数を設定します。換気の目標は個々の症例によって異なりますが、pHやPaCO$_2$を指標にして設定します。COPDや喘息などの閉塞性肺疾患の場合には、呼吸数を少なくし呼気を十分にとれるようにします。自発換気モードの場合には、呼吸数の設定はありません。

②アセスメント

　患者は多くの場合、自身で回復する力を持ち合わせています。その回復に沿って、適切な補助を行っていく必要があります。過小な補助や過剰な補助は避けます。回復していると判断すれば、ウィーニングを行い人工呼吸器からの離脱を図ります。

③トラブル対応[5]

　人工呼吸管理中の患者の呼吸状態が悪化した場合には「DOPE」をチェックします。

■D：displacement

　位置異常です。気管挿管チューブが抜けてきていないか、あるいは深くなりすぎて片肺挿管になっていないか、視診や聴診、胸部X線などで評価して適切な位置に調節します。

■O：obstruction

　閉塞です。喀痰や血液、異物などで挿管チューブに閉塞がないか確認します。気管吸引や加圧吸引、気管支鏡などで閉塞の解除を行います。

■P：pneumothorax

　気胸です。人工呼吸を行っているすべての患者が気胸を発症する可能性があります。特に高いPEEPがかかっていたり、COPDなどで肺が破れやすい患者はリスクが高いです。視診、聴診、X線、エコーなどで評価し、必要に応じて胸腔ドレナージを行います。

■E：equipment

　機械です。人工呼吸器に異常がないか、呼吸回路に異常がないか確認します。人工呼吸器は高度なバックアップ機構を備えており、異常をきたす可能性は低いです。しかしながら、人工呼吸器に異常を感じた場合には呼吸回路を外し、バッグバルブマスクなどで換気を行います。

■ 引用・参考文献 ■

1) Tobin, MJ. Mechanical ventilation. N Engl J Med. 330 (15), 1994, 1056-61.
2) Brower, RG. et al. Higher versus lower positive end-expiratory pressures in patients with the acute respiratory distress syndrome. N Engl J Med. 351 (4), 2004, 327-36.
3) Manthous, CA. et al. Effect of cooling on oxygen consumption in febrile critically ill patients. Am J Respir Crit Care Med. 151 (1), 1995, 10-4.
4) Esteban, A. et al. A comparison of four methods of weaning from mechanical ventilation. N Engl J Med. 332 (6), 1995, 345-50.
5) 讃井將満ほか編. 人工呼吸管理に強くなる. 東京, 羊土社, 2011, 309p.

10

COVID-19重症者に対する人工呼吸療法

土井智喜 横須賀共済病院 救急科 部長

Case

72歳、男性（身長165 cm、体重75 kg）。高血圧と糖尿病の既往症のため、近医で内服治療中であった。会食した友人が新型コロナウイルス感染症（COVID-19）を発症した。発熱と嘔吐、下痢を主訴に近隣病院の発熱外来を受診して、COVID- 19陽性で同日入院となった。発症6日目にSpO$_2$が低下して酸素投与が必要となった。さらに呼吸状態が悪化したため、発症7日目に救命救急センターに転院となった。

初療室での来院時バイタルサインは、意識清明、呼吸数36回/min（努力呼吸）、脈拍112回/min、血圧138/90 mmHg、体温38.2℃、SpO$_2$ 92 %（リザーバーマスク酸素10 L/min投与下）であった。primary surveyで呼吸の異常に対して、気管挿管のうえ人工呼吸管理の方針とした。

Caseで使用するME機器

● 集中治療用（ICU）人工呼吸器　
● 搬送用人工呼吸器
● 麻酔器

ここはチェック！ 確認ポイント

◆ VILIの発生を回避する。

◆ 人工呼吸器の特徴を理解して選択する。

Part 2 救急・ICUの呼吸・循環管理ケーススタディ

解説

VILIを回避＝肺保護換気戦略

　人工呼吸器療法に期待される効果は、①酸素化の改善、②換気量の維持、③呼吸仕事量の軽減の3つです。しかし人工呼吸は陽圧換気であり、陰圧換気である自発呼吸とは異なる非生理的な呼吸です。そのため、人工呼吸は肺への負担により損傷が生じることが知られています。その肺損傷は、人工呼吸器誘発肺損傷（ventilator-induced lung injury；VILI）や人工呼吸器関連肺損傷（ventilator-associated lung injury；VALI）といわれます。

　VILIを肺傷害の「プロセス」とみなし、VALIは肺傷害の結果で「病態」と理解するとよいですが、これらの用語はしばしば同じ意味で使用されています。VILI/VALIの発生を回避するために、一回換気量とプラトー圧を制限する「過伸展の防止」、至適PEEPによる「虚脱の防止」という肺保護換気戦略が推奨されています。

肺保護換気戦略＝適切な人工呼吸器の選択

　そのためには人工呼吸器の選択が重要です。人工呼吸器は治療用と麻酔用に分かれ、治療用の人工呼吸器は自発呼吸との同調性と換気性能の改善のため絶えず進歩し、麻酔用の人工呼吸器は機器の完全性を高めるため洗練化されています。人工呼吸器には、**表1**のような特徴があります。自発呼吸との同調性に関しては、タービン駆動式、空気圧式、ベローズ式の順で優れており、搬送用人工呼吸器を選択する際は特に注意が必要です[1, 2]。

　COVID-19パンデミックでは、ICU人工呼吸器が不足して、搬送用人工呼吸器や麻酔器が蘇生のために使用されることが世界的にありましたが、ICU人工呼吸器とどのよう

表1　人工呼吸器の特徴

	集中治療用人工呼吸器	搬送用人工呼吸器	麻酔器
駆動源	タービン駆動式が多い	空気圧式もしくはタービン駆動式	ベローズ（ふいご）式
制御方法	電子制御	機械制御もしくは電子制御	機械制御もしくは電子制御
自発呼吸との同調性	◎	△〜○	×〜△
バッテリー駆動時間（最大）	1時間未満	2〜10時間（6時間程度が多い）	1時間未満（手動換気は可能）
呼吸ガス	呼気は排気 吸気は圧縮ガス （非循環式）	呼気は排気 吸気は圧縮ガス （非循環式）	呼気は再呼吸 吸気は圧縮ガス （循環式）
注意点	加湿が必要	加湿が必要	二酸化炭素吸収装置（キャニスター）が必要 長時間使用の経験がない

表2 肺保護換気戦略（文献4を参考に作成）

一回換気量を6〜8 mL/kg（予測体重）に設定

- 下記で予測体重を計算して、一回換気量を設定
  男性：50+0.91×［身長（cm）−152.4］
  女性：45.5+0.91×［身長（cm）−152.4］
- 呼吸数を25〜30回/minに初期設定して、呼吸数の目標は10〜15回/min
- 吸気時間・呼気時間の比は正常の1：2を意識する

プラトー圧は30 cmH$_2$O 以下となるように設定

- 1 mL/kg（予測体重）ステップで一回換気量を増減、一回換気量の範囲は4〜8 mL/kg（予測体重）
- pH 7.2以上であればPaCO$_2$の高値は許容する

PEEPは循環動態に影響を与えない範囲内で設定

- 酸素化の目標はPaO$_2$55〜80 mmHgもしくはSpO$_2$90〜96 %、下記のF$_1$O$_2$−PEEP 設定に準拠する

F$_1$O$_2$	0.3	0.4	0.5	0.5	0.6	0.7	0.8	0.9	1.0
PEEP (cmH$_2$O)	5	5〜8	8〜10	10	10	10〜14	14	14〜18	18〜24

に性能が異なるかを理解する必要があります[3]。また感染防止のため、排気する呼気をHEPAフィルターでウイルス除去できる人工呼吸器や、患者の隔離室の外にコントロールパネルを設置できる人工呼吸器を事前に選択することも大切です。

　人工呼吸器を選択した後、**表2**[4]の肺保護換気戦略に従い、人工呼吸器の初期設定を行います。ただし、画一的な一回換気量、プラトー圧やPEEPは存在しないため、個々の患者に即して人工呼吸器モードを調整すべきです。

　人工呼吸器は搬送用人工呼吸器を選択した。予測体重は61.5 kgのため、一回換気量を61.5 kg×6 mL/kgから400 mL、呼吸数を24回/minに設定した。プラトー圧は30 cmH$_2$O以下となるようにF$_1$O$_2$ 0.8でPEEP 14 cmH$_2$Oに設定した。血液ガス分析は、pH 7.366、PaO$_2$ 89 mmHg、PaCO$_2$ 45.9 mmHg、HCO$_3$$^-$ 26.2 mmol/L、乳酸2.5 mmol/Lであった。感染対策のため動線を確保して、救命救急センターのCOVID-19専用エリアへ入室し、ICU人工呼吸器に切り替えて集学的治療を開始した。

▌呼吸管理とアセスメントのポイント

①肺保護換気戦略が徹底できているか？

　COVID-19による急性呼吸窮迫症候群（ARDS）は、COVID-19肺炎を呈する患者の42 %、集中治療を必要とする患者の61〜81 %で発症し、COVID-19によるARDS患者の28日死亡率は36 %と報告されています[5, 6]。そのため、COVID-19によるARDSの早期認識が重要です。早期認識のパラメーターとして、呼吸数≧30回/min、SpO$_2$≦92 %

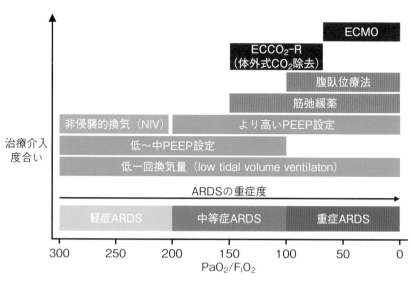

図1　ARDS治療アプローチ（文献7より改変）

表3　COVID-19肺炎のタイプ分類（文献8、14を参考に作成）

タイプ	病態	治療
タイプL （L型）	・low elastance 　肺内含気量は正常、コンプライアンスも正常 ・low ventilation/perfusion（V/Q）ratio 　肺循環障害のために低酸素血症となる ・low lung weight 　肺水腫が生じていない ・low lung recruitability 　肺の換気されない区域は少ないため、リクルートメント効果は期待できない	・一回換気量の制限は必須ではない ・一回換気量を7〜9 mL/kg（予測体重）に設定 ・換気量が多すぎると肺傷害が生じるため深鎮静に管理して換気量を抑える ・高二酸化炭素血症は換気量を増やすことで対応できる ・PEEP 設定は8〜10 cmH$_2$O ・腹臥位療法を考慮
タイプH （H型）	・high elastance 　肺水腫で含気量が減少、コンプライアンスも減少 ・high right-to-left shut 　シャント血流の増加による低酸素血症が悪化 ・high lung weight 　肺水腫のために肺重量が増加 ・high lung recruitability 　肺の換気されない区域は増えるため、リクルートメント効果は期待できる	・一回換気量の制限は必須である ・一回換気量を5〜7 mL/kg（予測体重）に設定 ・より高い PEEP 設定（10〜14 cmH$_2$O） ・permissivehypercapnia ・肺傷害を抑えるため人工呼吸開始から48時間は筋弛緩薬を使用した深鎮静で管理する ・腹臥位療法の効果を期待できる ・治療抵抗性であればECMOを考慮

（room air）、$PaO_2/F_1O_2 \leqq 300$ が挙げられます。

　ARDSと診断されれば、**図1**にある治療アプローチが一般的です[7]。しかしCOVID-19肺炎は、人工呼吸管理の観点から肺炎を2つに分類し、効果的に管理することが推奨されています（**表3**）[8, 14]。タイプLは低いエラスタンス（高コンプライアンス）で、タイプHは高いエラスタンス（低コンプライアンス）が特徴です。肺胸郭コンプライアンス

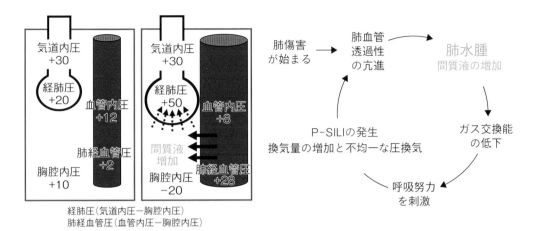

経肺圧（気道内圧−胸腔内圧）
肺経血管圧（血管内圧−胸腔内圧）

図2　P-SILIの病態生理（文献10、11より改変）
強い自発呼吸（陰圧換気）は血管内から水分を引き出して肺水腫を引き起こす。

（compliance of the respiratory system：Crs）は下記の式で算出され、タイプ別のCrs
は、タイプLが50 mL/cmH$_2$Oで、タイプHが40 mL/cmH$_2$Oとされています[9]。

　　　Crs＝一回換気量/［気道プラトー圧−呼気終末陽圧（PEEP）］

　　　※正常な肺のCrsは約100 mL/cmH$_2$O

　そのため、タイプLとタイプHで肺保護換気戦略は少し異なりますが、重要なことは
タイプLからタイプHへ移行させないことです。タイプLからタイプHへの移行は、
COVID-19肺炎の進展と高ストレス換気に起因する肺傷害が原因であるとされています。

　特にCOVID-19肺炎では、強い自発呼吸努力で自発呼吸誘発性肺傷害（patient self-in-
duced lung injury：P-SILI）が生じることが知られています。一般的には、人工呼吸管
理中の自発呼吸はガス交換の改善だけでなく呼吸筋を含む筋力低下を防ぐなど、多くの
利点があるため自発呼吸を温存するような人工呼吸管理が推奨されますが、強い自発呼
吸努力が存在することで高い圧が生じてP-SILIを起こします**（図2）**[10, 11]。そのため、患
者と人工呼吸器の非同調（patient-ventilator asynchrony：PVA）がないか観察すること
が重要です。

②患者と人工呼吸器の非同調（PVA）はないか？

　PVAは患者の呼吸パターンと人工呼吸器のガス供給パターンとが一致しない状況で起
こり、呼吸仕事量の増大や患者の不快感につながるのみならず、人工呼吸期間の延長、
ICU滞在日数、ICU死亡率といったハードアウトカムに影響を与える可能性があります。
人工呼吸管理中の患者の24％にPVAを認めたという報告もあり、決して見過ごすこと
はできない事象です[12]。

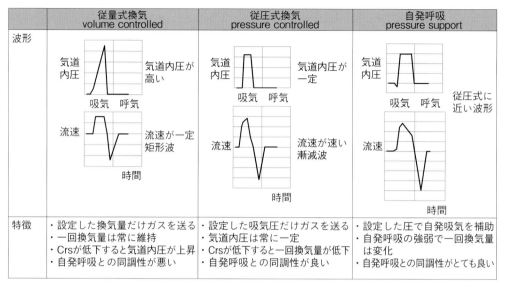

	従量式換気 volume controlled	従圧式換気 pressure controlled	自発呼吸 pressure support
波形	気道内圧 / 気道内圧が高い / 吸気 呼気 流速 / 流速が一定 矩形波 / 時間	気道内圧 / 気道内圧が一定 / 吸気 呼気 流速 / 流速が速い 漸減波 / 時間	気道内圧 / 吸気 呼気 流速 / 従圧式に近い波形 / 時間
特徴	・設定した換気量だけガスを送る ・一回換気量は常に維持 ・Crsが低下すると気道内圧が上昇 ・自発呼吸との同調性が悪い	・設定した吸気圧だけガスを送る ・気道内圧は常に一定 ・Crsが低下すると一回換気量が低下 ・自発呼吸との同調性が良い	・設定した圧で自発呼吸を補助 ・自発呼吸の強弱で一回換気量は変化 ・自発呼吸との同調性がとても良い

図3　人工呼吸器モードと波形の特徴

表4　患者と人工呼吸器のPVAの分類（文献13より改変）

非同調のタイミング	呼称	主な原因と対処
吸気開始のPVA trigger asynchrony	ミストリガー miss trigger（もしくはineffective effort）	・自発呼吸の感知が不十分（最も頻度が高い） →感度を上げる、PEEPを上げる
	ダブルトリガー double trigger	・患者が必要である吸気時間や一回換気量が不十分 →自発呼吸を打ち消す換気モード、自発呼吸モード
	リバーストリガー reverse trigger	・呼吸と無関係な横隔膜の収縮を感知 →自発呼吸モード、換気モードを緩くする
	オートトリガー auto trigger	・呼吸と無関係なノイズを感知（感度が高い） →原因となるノイズの除去、感度の調整
吸気中のPVA flow asynchrony	吸気のサポート不足 flow starvation（もしくはsagging）	・送気ガスが足りない →吸気の立ち上がりの調整
吸気終了のPVA termination asynchrony	吸気の早期終了 premature cycling	・患者の吸気中に送気が終了（吸気時間が短い） →吸気時間を長くする、呼吸数を増やす
	吸気の終了遅延 delayed cycling	・患者の吸気が終了しても送気（吸気時間が長い） →吸気時間を短くする、感度を上げる

　PVAに気づくためには、図3の人工呼吸器モードと波形の特徴を理解することが大切です。そのうえで、PVAが起こるタイミングは大きく3つに分類できます。①吸気開始のPVA（ミストリガー、ダブルトリガー、リバーストリガー、オートトリガー）、②吸気中のPVA（サポート不足）、③吸気終了のPVA（早期終了、終了遅延）があり、どのタイミングでPVAが起きているかに気づくことは患者と人工呼吸器の同調性を改善するために重要です（表4）[13]。

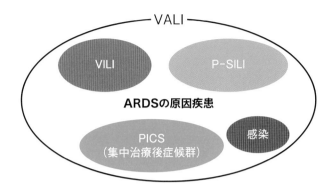

ARDSの原因疾患の根本治療をしながら
①VILI予防のため**肺保護換気戦略**
②P-SILI予防のため**非同調（PVA）を回避**
③PICS予防のため**早期栄養、リハビリテーション、せん妄予防など**
④感染予防のため**VAP予防バンドル、標準予防策など**

図4　人工呼吸管理からみた病態イメージ

　COVID-19重症患者に対する人工呼吸器療法は、**図4**の病態をイメージして人工呼吸管理ができるとよいでしょう。人工呼吸器療法の開始から約7日間以内で、下記の呼吸状態であればECMO導入を考慮します。ECMO管理が難しい施設であれば、「日本COVID-19対策ECMOnet」やECMO管理ができる施設への相談が推奨されています[8]。
①PEEP≧10 cmH$_2$O、PaO$_2$/F$_I$O$_2$≦100で進行性に悪化
②pH＜7.25かつPaCO$_2$≧60 mmHgが6時間以上継続

まとめ

○肺保護換気戦略が徹底できているか？

　→タイプLとタイプHを見極めて、人工呼吸器の設定を行うことが重要です。

○患者と人工呼吸器の非同調（PVA）はないか？

　→強い自発呼吸努力を回避して、タイプLからタイプHへの移行を予防します。

■ 引用・参考文献 ■
1）Savary, D. et al. Reliability and limits of transport-ventilators to safely ventilate severe patients in special surge situations. Ann Intensive Care. 10（1）, 2020, 166.
2）L'Her, E. et al. Bench-test comparison of 26 emergency and transport ventilators. Crit Care. 18（5）, 2014, 506.
3）Aziz, S. et al. Managing ICU surge during the COVID-19 crisis: rapid guidelines. Intensive Care Med. 46（7）, 2020, 1303-25.
4）Acute Respiratory Distress Syndrome Network. Ventilation with lower tidal volumes as compared with traditional tidal volumes for acute lung injury and the acute respiratory distress syndrome. N Engl J Med. 342（18）, 2000, 1301-8.

Part 2　救急・ICUの呼吸・循環管理ケーススタディ

5）Bellani, G. et al. Epidemiology, patterns of care, and mortality for patients with acute respiratory distress syndrome in intensive care units in 50 countries. JAMA. 315（8）, 2016, 788-800.

6）Grasselli, G. et al. Pathophysiology of COVID-19-associated acute respiratory distress syndrome: a multicentre prospective observational study. Lancet Respir Med. 8（12）, 2020, 1201–8.

7）Ferguson, ND. et al. The Berlin definition of ARDS: an expanded rationale, justification, and supplementary material. Intensive Care Med. 38（10）, 2012, 1573-82.

8）厚生労働省. 新型コロナウイルス感染症COVID-19診療の手引き. 第5.1版. https://www.mhlw.go.jp/content/000801626.pdf（accessed 2021-07-13）

9）Panwar, R. et al. Compliance Phenotypes in Early Acute Respiratory Distress Syndrome before the COVID-19 Pandemic. Am J Respir Crit Care Med. 202（9）, 2020, 1244-52.

10）Yoshida, T. et al. Fifty Years of Research in ARDS. Spontaneous Breathing during Mechanical Ventilation. Risks, Mechanisms, and Management. Am J Respir Crit Care Med. 195（8）, 2017, 985-92.

11）Brochard, L. et al. Mechanical Ventilation to Minimize Progression of Lung Injury in Acute Respiratory Failure. Am J Respir Crit Care Med. 195（4）, 2017, 438-42.

12）Thille, AW. et al. Patient-ventilator asynchrony during assisted mechanical ventilation. Intensive Care Med. 32（10）, 2006, 1515-22.

13）Bulleri, E. et al. Patient-ventilator asynchronies: types, outcomes and nursing detection skills. Acta Biomed. 89（7-S）, 2018, 6-18.

14）Gattinoni, L. et al. COVID-19 pneumonia: different respiratory treatment for different phenotypes? Intensive Care Med. 46（6）, 2020, 1099-102.

11

重症肺炎に対するVV-ECMO治療とは?

祐森章幸　横浜南共済病院 救急科 医長

Case

48歳、男性。交通事故による脾損傷で脾臓摘出術を施行されている。発熱と呼吸苦を主訴に救急搬送された。

来院時バイタルサイン：意識レベルJCS 10、GCS E3 V5M6、呼吸数28回/min、心拍数118回/min、血圧158/97 mmHg、体温38.8℃、SpO_2 90％（リザーバーマスク酸素10 L/min投与下）。

身体所見：身長174 cm、体重82 kg、両肺野に湿性ラ音を聴取する。

救急外来で緊急気管挿管の後、胸部X線およびCTで両肺の浸潤影あり、尿中肺炎球菌抗原陽性から肺炎球菌性肺炎の診断でICUへ入室した。入室後も呼吸状態が安定せず、筋弛緩薬投与のうえ腹臥位療法を開始したが、第3病日の人工呼吸器設定：pressure control ventilation mode、F_1O_2 0.8、PEEP 16 cmH_2O、driving pressure 14 cmH_2O、換気回数20回/minでSpO_2 90％、動脈血液ガス分析：pH 7.21、$PaCO_2$ 67.5 mmHg、PaO_2 61.2 mmHg、HCO_3^- 21.3 mmol/L、BE－4.2 mmol/L、Murray score 3点のためVV-ECMO導入となった。

Caseで使用するME機器

- VV-ECMO　feature!
- 人工呼吸器

ここはチェック！ 確認ポイント

◆ VALI/VILIを予防する。

◆ Murray scoreで評価する。

◆ permissive hypercapniaを理解する。

◆ 経肺圧を低く抑える。

Part 2　救急・ICUの呼吸・循環管理ケーススタディ

解説

ECMOの適応、意義

■VALI/VILIを予防

人工呼吸器による過剰な圧が肺胞にかかることで、人工呼吸器関連肺損傷（ventilator-associated/induced lung injury：VALI/VILI）をきたします[1]。VV-ECMO導入の意義は血液を直接人工肺によりガス交換することで、人工呼吸器による呼吸サポートを軽減できることです。

人工肺が肺の役割を代わってくれることで、患者の肺に人工呼吸器で高い圧をかけて換気せずに済むので、この状態を肺を休憩させるという意味で"lung rest"といいます[2]。"lung rest"の期間は、人工呼吸器の設定は最低限の圧補助に留め、VALI/VILIの予防に努めます。また、圧損傷によりエアリーク（気胸や縦隔気腫）を合併した場合にもVV-ECMOの適応となります[3]。

■lung restの実施基準の一つ"Murray score"

では、どの程度の圧補助が続いていた場合に、"lung rest"をさせた方がよいのでしょうか？

その基準の一つが成人の重症呼吸不全の評価法であるMurray scoreです[4]。2009年に発表されたCESAR trial[5]では、**表1**に挙げる4項目の平均点が3点以上の場合にVV-ECMOの適応と判断されました。2018年に発表されたEOLIA trial[6]では、PEEP$\geqq$10 cmH$_2$OでF$_I$O$_2\geqq$0.8かつPaO$_2$/F$_I$O$_2<$80が6時間以上続く場合が適応とされています。

■permissive hypercapniaとは

肺保護換気のために駆動圧を制限していると、一回換気量の低下から呼吸性アシドーシスが進行します。それでも肺保護を優先して、圧を上げることなく呼吸性アシドーシスを許容することを"permissive hypercapnia"といいます。

従来はpH 7.2を下回るまでは高二酸化炭素血症を許容してもよいとされていましたが、前述のEOLIA trialではpH$<$7.25かつPaCO$_2>$60 cmH$_2$Oが6時間以上続く場合もVV-ECMOの適応とされています[6]。VV-ECMOを導入すれば、人工呼吸器の設定を強化せずに人工肺で二酸化炭素を除去することで、VALI/VILIの予防と呼吸性アシドーシスの改善の両立ができます。

■経肺圧といわれる概念

そして近年注目されているのが、経肺圧といわれる概念です[3]。以前はVALI/VILIの原因として、人工呼吸器によって肺胞にかかる陽圧しか考慮されていませんでした。し

表1　Murray score（文献1より作成）

以下の4項目の平均値		
PaO$_2$/F$_1$O$_2$ （100％酸素投与後に測定した値）	≧300	0点
	225〜299	1点
	175〜224	2点
	100〜174	3点
	＜100	4点
胸部単純X線の所見	浸潤影なし	0点
	肺野の1/4に浸潤影	1点
	肺野の2/4に浸潤影	2点
	肺野の3/4に浸潤影	3点
	肺野の4/4に浸潤影	4点
PEEP	≦5 cmH$_2$O	0点
	6〜8 cmH$_2$O	1点
	9〜11 cmH$_2$O	2点
	12〜14 cmH$_2$O	3点
	≧15 cmH$_2$O	4点
肺コンプライアンス 一回換気量/（最高気道内圧−PEEP）	≧80	0点
	60〜79	1点
	40〜59	2点
	20〜39	3点
	≦19	4点

上記4項目の平均点が3点の場合、VV-ECMOの適応を検討する。

かし患者自身の自発呼吸のため胸腔内が陰圧となり、肺胞が引き伸ばされることでも肺胞が傷害されることがわかってきました。したがって、肺傷害を予防するために制御すべきは、気道内圧と胸腔内圧をあわせた圧（＝経肺圧）ということになります。しかし、胸腔内圧の測定には専用の機器とカテーテルが必要です。この方法は十分に普及してはいませんので、実際には呼吸様式をよく観察して、シーソー呼吸や呼吸補助筋の使用を認める場合には、「吸気努力が強く、胸腔内が大きな陰圧となっている」と判断することも多いです。

　このような呼吸様式が観察されたり、人工呼吸器による吸気圧設定は低く抑えているはずなのに一回換気量が多い場合には、呼吸抑制を目的に鎮静薬や麻薬を増量します。それだけでは不十分な場合には、本症例のように筋弛緩薬を投与して完全に自発呼吸をなくしてしまいます[7]。自発呼吸がなくなることで換気量が確保できず、"permissive hypercapnia"ができないときは前述の通りVV-ECMOの導入を考慮します。もしくは、筋弛緩薬を使用せずとも、VV-ECMOによるガス交換でPaCO$_2$が低下することで自発呼

吸のドライブを抑制できることもあります。

血管造影室でVV-ECMOを導入した。脱血管は右大腿静脈から、送血管は右内頸静脈から挿入した。ICU帰室後に筋弛緩薬を終了し、人工呼吸器の設定はF_IO_2 0.4、PEEP 8 cmH_2O、driving pressure 8 cmH_2Oへ変更し、鎮静薬を減量した。帰室2時間後の動脈血液ガス分析：pH 7.31、$PaCO_2$ 39.3 mmHg、PaO_2 98.2 mmHg、HCO_3^- 22.0 mmol/L、BE － 3.8 mmol/Lとなり、自発呼吸が出てきたが呼吸数は16～18回/min程度で、呼吸努力も観察されなかった。

VV-ECMOによる合併症は認めず意識も清明であり、第5病日に気管切開を施行。第6病日からリハビリテーションを開始した。徐々にポータブルX線での肺野透過性は改善し、PaO_2も改善した。第11病日にECMOを離脱し、第14病日、人工呼吸器装着のままICU退室、第26病日に人工呼吸器を離脱した。

呼吸管理とアセスメントのポイント[3]

脱血不良

　人工肺で効率よくガス交換するためには、十分な脱血が必要ですが、カニューラの位置異常や循環血漿量の低下は脱血不良の原因となります。脱血不良に気がつくためには、ECMO回路中の圧モニターの変化を見逃さないことが重要ですが、脱血管の振動から気がつくこともあります。透視下で適切な位置にカニューラを挿入したにもかかわらずICUで脱血圧の陰圧が強くなった場合には、体位や循環血漿量減少、吸引刺激などによる脱血不良が疑われます。

リサーキュレーション

　適切な深さのカニューラ挿入は、リサーキュレーションの防止にもつながります。リサーキュレーションとは、人工肺でガス交換して送血された血液が再び脱血管から吸引され、VV-ECMOの効率が低下することです。大腿静脈脱血・内頸静脈送血（本症例と同様です）は、リサーキュレーションが少ないとされている反面、脱血不良になりやすいため、あえて内頸静脈脱血・大腿静脈送血を採用している施設もあります。リサーキュレーション率は$S\bar{v}O_2$（混合静脈血酸素飽和度）をモニタリングして評価します。

回路・ポンプの異常

　回路安定後、ICU入室から数日経過後のトラブルとしては回路やポンプの血栓形成や人工肺の血漿リーク、ウエットラングが挙げられます。これらの合併症の早期発見のた

めにも、回路内の空気や血栓を注意深く確認し、回路内の圧変化を定期的に観察するようにします。

身体所見

　当然、患者の身体的アセスメントも重要です。VV-ECMO導入目的の一つに、自発呼吸の制御を挙げました。本症例のように人工肺での二酸化炭素除去により呼吸性アシドーシスを改善することができると、患者自身の呼吸努力は軽減されます。ECMO導入前に筋弛緩薬で自発呼吸を抑えていない場合には、$PaCO_2$の正常化とともに呼吸様式の改善や自発呼吸の減少が得られるか経時的に観察します。

　そして鎮静や鎮痛も、もちろん重要です。ECMOの回路が安定し呼吸努力が軽減していれば、できるだけ患者を覚醒させ、意思疎通を図ったりリハビリテーションをしたり、可能であれば嚥下リハビリテーションや経口摂取を開始することもあります。しかし自分の置かれた状況が理解できなかったり、疼痛が強いことで興奮し、自発呼吸が強くなってしまうと逆効果なので、ベッドサイドでよくコミュニケーションをとり、鎮痛薬は十分に使用することが重要です。

まとめ

　一般的なVV-ECMO導入の意義や合併症を解説しました。ここで書ききれなかった話題もありますが、あくまでもVV-ECMOは"lung rest"でVALI/VILIを予防しながら肺の原疾患が回復するまでの時間を耐える手段にすぎません。VV-ECMOが肺疾患自体を改善するわけではありません。その目的を理解し、合併症を極力抑える一助になれば幸いです。

■ 引用・参考文献 ■

1) Slutsky, AS. et al. Ventilator-induced lung injury. N Engl J Med. 369 (22), 2013, 2126-36.
2) Brodie, D. et al. Extracorporeal Membrane Oxygenation for ARDS in Adults. N Eng J Med. 365 (20), 2011, 1905-14.
3) Extracorporeal Life Support Organization. ELSO Guidelines for Adult Respiratory Failure. August, 2017. Ann Arbor, MI, USA. https://www.elso.org/default.aspx (accessed 2021-07-13)
4) Murray, JF. et al. An expanded definition of the adult respiratory distress syndrome. Am Rev Respir Dis. 138 (3), 1988, 720-3.
5) PEEK, GJ. et al. Efficacy and economic assessment of conventional ventilatory support versus extracorporeal membrane oxygenation for severe adult respiratory failure (CESAR): a multicentre randomised controlled trial. Lancet. 374 (9698), 2009, 1351-63.
6) Combes, A. et al. Extracorporeal Membrane Oxygenation for Severe Acute Respiratory Distress Syndrome. N Engl J Med. 378 (21), 2018, 1965-75.
7) Papazian, L. et al. Neuromuscular blockers in early acute respiratory distress syndrome. N Engl J Med. 363 (12), 2010, 1107-16.

Part 2　救急・ICUの呼吸・循環管理ケーススタディ

12

COVID-19に対するVV-ECMO

大田聡一 東京都立多摩総合医療センター 救命救急センター

Case

日常生活動作自立の56歳、男性。背景に高血圧、糖尿病、脂質異常症があり、降圧薬、経口血糖降下薬を服用している。

X−5日：同居の息子が発熱で近医を受診し、COVID-19と診断されている。X日：発熱、咳嗽で発症。X＋4日：呼吸困難が進行し救急要請。呼吸数28回/min、SpO_2 87％（room air）、身長170 cm、体重80 kg、BMI 28、PaO_2/F_1O_2（P/F）160。胸部CTで全肺野末梢側にすりガラス陰影が散在。昇圧薬を要する循環不安定はなく、心エコーでは左心前負荷増大や収縮能低下はみられなかった。SARS-CoV-2 PCR陽性であり、COVID-19肺炎に伴うARDSと診断され緊急入院。

X＋5日：呼吸不全が進行し、気管挿管・人工呼吸管理へ移行した。設定PC-A/Cモードで肺保護換気戦略に則り管理中に、PEEP 12 cmH_2OでP/F138と酸素化不良であり、同日から腹臥位療法を開始した。X＋7日：P/F75、$PaCO_2$ 70 mmHgと呼吸不全は進行。VV-ECMO導入の方針となった。右内頸静脈にGetinge社製 HLS 25Fr 38 cmカニューラ、右大腿静脈に同21Fr 23 cmカニューラを挿入。人工肺・ポンプはCardiohelpシステムを採用し回路を確立した。

Caseで使用するME機器

● Cardiohelp（Getinge社製） feature!

ここはチェック！ 確認ポイント

◆ COVID-19では、ARDSの可能性も念頭に置く。

◆ VV-ECMO管理の適応を判断する。

COVID-19とARDS

■死因の多くはARDSによるもの

　急性呼吸窮迫症候群（acute respiratory distress syndrome；ARDS）は急性経過で生じる広範な肺傷害であり、多岐にわたる要因によって生じます。COVID-19においてもその死因の多くはARDSによるものであり、リスク因子には年齢、喫煙歴、肥満、高血圧、糖尿病などが知られています[1]。他のARDS同様、早期に診断し治療を開始することが重要です。本稿を執筆した2021年5月時点では、既知の大規模臨床試験で有効性の示唆されるデキサメタゾン、バリシチニブ（レムデシビルとの併用）が日本で治療薬として承認されています。

　これらの治療薬導入後も、2週間以上にわたる長期の人工呼吸管理を要することが多く経験されます。ARDS一般の治療と同じく、適切な鎮痛・鎮静、循環動態管理、栄養療法・血糖管理、深部静脈血栓・消化管出血予防といった多岐内容に及ぶマネジメントが必要です。特に、過剰な自発呼吸努力が存在すると肺傷害が促進される可能性が提唱されており（自発呼吸誘発性肺傷害〔patient self-inflicted lung injury；P-SILI〕）[2]、他方で人工呼吸管理を行うこと自体が肺傷害の素地をはらむことが知られており（ventilator-induced lung injury；VILI）[3]、これら両者を避ける形での全身管理が望まれます。

■重症例では腹臥位療法が選択肢となる

　肺保護換気戦略の根幹は低容量換気（low tidal volume ventilation；LTVV）であり[3]、他にも実臨床では肺駆動圧（driving pressure）を制限する、食道内圧測定を行い経肺圧に基づき気道内圧を設定する、適宜気道リクルートメント手技を施す、一定期間の持続的筋弛緩を行うなど、種々の介入法が試みられています。

　肺保護換気戦略で酸素化の維持が困難な重症ARDSには、腹臥位療法が選択肢となります。腹側・背側肺の経肺圧差の低減、背側肺の圧迫解消、肺灌流改善、肺外水分・気道分泌物の分布変化といった機序で、VILIの軽減と酸素化改善が期待できると考えられています[4]。1セットあたり17〜20時間程度の腹臥位継続が一般的で、多くが数時間内に酸素化改善を示します。仰臥位状態での酸素化改善のトレンドが維持されるまで反復される場合が多く、また後述するVV-ECMO（veno-venous extracorporeal membrane oxygenation；静脈脱血-静脈送血体外式膜型人工肺）適応症例への併用も可能です。

VV-ECMO管理の適応判断

　肺保護換気戦略、あるいは腹臥位療法で低酸素・二酸化炭素貯留が是正困難な例では、

Part 2　救急・ICUの呼吸・循環管理ケーススタディ

VV-ECMOによる支持療法が検討されます。人工肺が外呼吸を大きく肩代わりする形となり、自己肺へのVILIの最小化を狙うlung rest管理が可能となります。医療資源への負担が大きく、慎重な適応の検討が必要です。

　絶対的な禁忌事項はありません。不可逆的な呼吸不全と考えられる例や、人工呼吸管理が長期化する場合、さらには患者年齢が高くなるほどに、VV-ECMOの利益をリスクが上回る可能性が大きくなります[5, 6]。循環動態が著しく不安定ならば、VAV-ECMO、VA-ECMOといった他のモダリティの選択肢も視野に入れなくてはなりません。また大腿静脈・内頸静脈といった、カニューラのアクセス部位が確保できない症例も現実に導入不可となります。

ICUベッドサイドでエコーおよびポータブルX線撮影を併用し、VV-ECMO回路を確立した。モーター3,000回転/minで4.5 L/min（理想体重63.6 kg×60 mL/kg）のECMO流量が得られることを確認。患者ベッド高を最高位まで上げた状態で、P1（脱血圧）−20 mmHg、P2（人工肺前圧）185 mmHg、P3（人工肺後圧）160 mmHg、ΔP（膜前後圧較差）25 mmHgと圧関係に異常はみられなかった。

sweep gas流量5 L/min、FdO$_2$（fraction of delivered O$_2$）1.0で開始し、SpO$_2$の安定化、またPaCO$_2$値のピークアウトが得られたのを確認し、人工呼吸器設定をPC-A/Cモード、PEEP 10 cmH$_2$O、吸気圧20 cmH$_2$O、F$_I$O$_2$ 0.4、呼吸数6回/minに変更した（ultra lung rest設定）。深鎮静管理とし、最終的にPaO$_2$ 60 mmHg、PaCO$_2$ 55 mmHg、pH 7.40、cSvO$_2$（脱血側の酸素飽和度）70％に落ち着いた。

ヘパリンの持続静注を開始し、目標APTTを基準値の1.5倍として用量調節を行った。予測される酸素消費量（VO$_2$）は体重×4 mL/kgで算出すると254 mL/minであった。SpO$_2$の維持値を80％として、フロートラック上の心拍出量（CO）5 L/minから酸素供給量（DO$_2$）は1.34×Hb（g/dL）×0.8×5×10となった。DO$_2$/VO$_2$が2以上となるようHb維持目標値を9.5 g/dLと設定した。体液バランスがプラスに傾かないよう、適宜利尿薬投与を行った。ECMO導入後も腹臥位療法を継続した。

X＋9日：胸部X線の肺野透過性改善がみられ、cSvO$_2$ 90％に上昇した。一回換気量200 mL、分時換気量1.2 L、動脈血液ガス分析ではPaO$_2$ 75 mmHg、PaCO$_2$ 45 mmHg、pH 7.52。人工肺膜後の血液ガス分析はSaO$_2$ 99.7％。動脈血液ガス分析でpHが正常範囲となるよう徐々にsweep gas流量を減少させていき、SpO$_2$が大きく変化しないのを確認しながらFdO$_2$を漸減した。次いでECMO血流量を3 L/minまで低下させた。

X＋10日：ECMO流量3 L/min、sweep gas 1 L/min、FdO$_2$ 0.21の設定下で一回換気量350 mL、分時換気量2.1 L。cSvO$_2$、血液ガス分析値に大きな変化はなく経過しており、sweep gas 0 L/minへ落とし酸素供給管のクランプテストを実施した。呼吸数15回/min、一回換気量450 mLに増加したが、呼吸状態の不安定化はみられなかった。患者の自己肺機能は改善傾向と考えられ、腹臥位療法を終了とした。

X＋11日：サーキットチェックにて、脱血管・人工肺に少量の血栓付着が指摘されたが、回路の圧関係は保たれていた。腹臥位療法終了後も仰臥位での各種呼吸状態の指標に悪化はみられなかった。赤血球輸血を併用しECMOからの離脱に成功した。

循環管理のアセスメントのポイント

ECMO回路のチェック

■サーキットチェック

ECMO回路のバイタルサインに相当する血液流量、モーター回転数、P1、P2、P3（ΔP＝P2−P3）、cSvO$_2$の監視は重要です。これとともに回路全体の肉眼的観察、異音の有無確認などを繰り返し、変化を見落とさないようにします（サーキットチェック）。ECMO流量の低下が起きたとき、各圧の変化パターンを認識することにより脱血不良、ポンプ不全、人工肺不良、送血不良といった局所の問題発見につなげることが可能です。特に脱血不良ではP1の著しい陰圧を招き、脱血回路がブルブルと震える様子がみられ（chattering）、溶血を招きやすい危険な状態であり、早急な対応が必要です。脱血圧を高く保つために、ECMOコンソールを低位、ベッドを高位として落差脱血を得る工夫などが広くなされています。

また、cSvO$_2$高値にもかかわらず患者SaO$_2$の上昇が得られないような状況では、ECMOから送り出される血流が再び回路内に吸引され、患者の右心を酸素化血が灌流しないリサーキュレーションの状態が示唆されます。この場合にはECMO流量が大きすぎたり、留置したカニューラの位置調節が必要な可能性を考慮しなければなりません。

■抗凝固療法

回路内での血液凝固が生じることはECMO血流の抵抗上昇、人工肺の閉塞を招くおそれがあります（いわゆる人工肺の肺塞栓）。このため回路の維持には抗凝固薬持続静注の併用が重要ですが、出血性合併症と常に背中合わせともいえます。この他、回路にヘパリンなど各種コーティングを施したものも利用可能です。

■ガスフラッシュ

　ECMO回路は熱交換器を通して、一定の体温維持を図ります。室内気温とECMO回路には温度差があるため、人工肺内の気相には結露が生じてwet lungと呼ばれる状態に至りえます。膜面積が減少することで人工肺換気能の低下につながるもので、これを予防するため定期的に10 L/minなど比較的高流量の酸素をフラッシュします（ガスフラッシュ）。

設定の調節

　序盤では十分なlung restの状態を作り、酸素および二酸化炭素ガス交換機能を人工肺に担当させます。前者においては患者の酸素消費量（VO_2）を推定し、最低限必要な酸素供給量（DO_2）を得るべく設定調節を行いますが、人工肺機能が比較的良好な場合、ECMOの酸素供給量を主に規定するのはECMO流量です。後者を大きく規定するのはsweep gas流量であり、自己肺の過剰な自発換気が誘発されないよう注意しながら、目標とする血液pHの維持に努めます。

　次いで肺病態のピークを越え、自己肺機能が改善を示すタイミングをつかむことが肝要ですが、時に非常に困難です。特にCOVID-19においては病勢が複数の相にわたり、数週間単位で動的な場合もあり、しばしば判断に悩まされることになります[7]。穏やかな自己肺の換気にもかかわらずSaO$_2$、cSvO$_2$ともに高値が続いたり、ECMO経由で供給された酸素量（VO_2 ECMO）が低下傾向、あるいは肺コンプライアンスの増加を伴ってくる場合、ECMOのウィーニングに成功する見込みが増してくると思われます。ECMO流量およびsweep gas流量を主に操作して、各種パラメーターの変動および自発換気の出現する様子を観察し、さらなるウィーニングを進めることが妥当か総合的に判断していくことが重要です。

緊急停止時の対応

　ECMOが緊急停止に陥った場合、患者状態の維持を図りつつ迅速に原因検索・対応を検討しなくてはなりません。いわば人工心肺にとっての心肺停止状態であり、一人で対応可能なことはまれです。人員を集め、人工呼吸器の設定を一時的に強めます（F_1O_2 1.0など）。ECMO回路の送血管をクランプし、モーターをハンドクランクに付け替えます。用手的にモーター回転数1,000〜1,500回転/min程度まで稼いだところで送血管を開放し、ECMO流量をある程度確保します（1,000回転/min未満では血液逆流の危険がある）。

　この間にサーキットチェックを含む原因検索と対処を進めますが、時には回路・コンソール全体を交換しなくてはならない状況となります。医師・臨床工学技士・看護師の

チームで現場指揮系統を整え、息の合った回路切断・接続、センサーやガスチューブの
つなぎ替え作業、患者状態の観察・管理が同時に要求されます。

■ 引用・参考文献 ■

1) Liu, K. et al. Clinical characteristics of novel coronavirus cases in tertiary hospitals in Hubei Province. Chin Med J. 133（9）, 2020, 1025-31.
2) Cruces, P. et al. A physiological approach to understand the role of respiratory effort in the progression of lung injury in SARS-CoV-2 infection. Crit Care. 24（1）, 2020, 494.
3) Walkey, AJ. et al. Low Tidal Volume versus Non-Volume-Limited Strategies for Patients with Acute Respiratory Distress Syndrome. A Systematic Review and Meta-Analysis. Ann Am Thorac Soc. 14（Supplement_4）, 2017, S271-S279.
4) Guérin, C. et al. Prone positioning in severe acute respiratory distress syndrome. N Engl J Med.368（23）, 2013, 2159-68.
5) Wu, MY. et al. The impacts of baseline ventilator parameters on hospital mortality in acute respiratory distress syndrome treated with venovenous extracorporeal membrane oxygenation: a restrospective cohort study. BMC Pulm Med. 17（1）, 2017, 181.
6) Supady, A. et al. Survival after extracorporeal membrane oxygenation in severe COVID-19 ARDS: results from an international multicenter registry. Crit Care. 25（1）, 2021, 90.
7) Siddiqi, HK. et al. COVID-19 illness in native and immunosuppressed states: A clinical-therapeutic staging proposal. J Heart Lung Transplant. 39（5）, 2020, 405-7.

Part 2 救急・ICUの呼吸・循環管理ケーススタディ

13

心原性ショックにIABP、PCPSを使いこなす

中山尚貴 神奈川県立循環器呼吸器病センター 循環器内科 医長

Case

56歳、男性。1時間前に前胸部が締めつけられる感じと冷汗が出現し、息苦しさが増強したため救急搬送された。既往歴に高血圧と糖尿病があり、内服治療中である。来院時のバイタルサインは、意識JCS 1、呼吸数28回/min、心拍数112回/min、血圧88/68 mmHg、体温35.6℃、SpO_2 90％（リザーバーマスク酸素10 L/min投与）。胸部聴診でⅢ音および湿性ラ音を聴取、心雑音なし。末梢冷感あり。心電図は洞調律、Ⅰ、aV_L、V1〜5誘導でST上昇を認め、心エコー検査では左室の前側壁から心尖部まで広範囲にわたり無収縮であった。

急性心筋梗塞による心原性ショックと診断し、緊急気管挿管を行い人工呼吸管理とし、カテコラミン投与を開始した。緊急心カテーテル検査を行い、左冠動脈前下行枝近位部の閉塞病変に冠動脈ステントを留置したが、再灌流直後に高度徐脈となり血行動態が不安定になった。血圧は60 mmHg台と低血圧が遷延している。

Caseで使用するME機器

- 人工呼吸器
- IABP ◀ feature!
- Impella
- PCPS ◀ feature!

ここはチェック！ 確認ポイント

■IABPの適応を判断するポイント

◆ カテコラミンに反応しない心原性ショックであるか？

◆ 薬物治療抵抗性の心筋虚血であるか？

■PCPSの適応を判断するポイント

　◆IABPでは循環補助が不十分で、より強力な循環補助が必要なケースか？

　◆心停止または血行動態が不安定な致死性不整脈であるか？

　◆高度の酸素化障害があるか？

解説

IABPの適応を判断するポイント

　IABPは心臓の収縮期、拡張期にあわせて大動脈内でバルーンを収縮、拡張させることで、左室の後負荷軽減と冠動脈血流の増加が得られ、心拍出量上昇や心筋虚血改善といった効果が期待できます。このため、カテコラミン投与で循環動態が改善しない急性左心不全や、薬物治療抵抗性の重症心筋虚血で適応となり、心筋梗塞による心原性ショックではしばしば用いられます。

　ただし、循環補助に関しては圧補助効果が中心で、心拍出量を増加させる効果は20％程度にとどまるため、重症のポンプ不全の場合の循環補助としては不十分で、心停止時や調律不全を伴う場合には無効です。

PCPSの適応を判断するポイント

　PCPSは流量補助が可能で、IABPと比較して強力な循環補助を行うことができるため、IABPでは循環補助が不十分な、より重症な心原性ショックの症例で適応になります。また、脱血した血液を人工肺で酸素化して大動脈に送血するため、肺水腫などにより自己肺での酸素化が悪い場合にも効果的です。自己肺だけが悪く、機械的な循環補助の必要がない場合にはVV-ECMOを用います。

優先の判断

　心筋梗塞による心原性ショックに対して、IABPとPCPSのどちらを先に開始するかは患者個々の病状によって判断します。血行動態に多少の余裕があればIABPを先行させ、改善が乏しい場合にPCPSを追加しますが、重度の心原性ショックではPCPSを優先して導入します。

　PCPSは心臓のポンプ機能そのものを回復させるのではなく、心機能が回復するまでの間、全身組織への血液の灌流を補助するものです。PCPSからの逆行性送血は心臓にとっては後負荷となり、心機能の回復が阻害されてしまいます。このため、PCPS治療中は左室の負荷を軽減する必要があり、IABPやImpellaが併用されることが一般的です。IABPやImpellaはPCPSを離脱した後の循環補助にそのまま用いることができます。今

後はImpellaとIABPやPCPSとの使い分けも重要になってきますが、現状ではImpellaは一部の認定施設においてのみ使用することができます。

> カテコラミンに反応しない重度の心原性ショックで調律不全も合併したため、速やかにPCPSを導入した。左室後負荷を軽減させるため、あわせてIABPを留置した。IABP、PCPSで循環補助を行い、血行動態は安定し、腎機能や肝機能の悪化はなく、尿量も保たれた。広範な心筋梗塞となったが、左室収縮能は徐々に回復し、PCPS流量を1.0 L/minまで落としても血圧は維持され、スワンガンツカテーテルで混合静脈血酸素飽和度（S$\bar{v}$O$_2$）や肺高血圧はなく、乳酸値上昇などの循環不全の徴候もなかったため、PCPSを離脱した。次いでIABPもウィーニングして離脱し、抜管した。心不全薬物治療、心臓リハビリテーションを行い、自宅退院した。

循環管理とアセスメントのポイント

IABP

■IABPの設定

　IABPが十分な効果を発揮するにはバルーンの拡張、収縮のタイミングが重要です。バルーンの拡張を動脈圧波形のディクロティックノッチに、収縮を収縮期の圧波形の立ち上がり時にあわせます（図1）。循環が改善してきたらアシスト比を1：1から1：2や1：3などに順に落とし、血行動態やバイタルサイン、心筋虚血所見の悪化がないことを確認して離脱します。

■アセスメント

　IABP駆動中は循環動態やIABPが正しく作動しているかを観察するとともに、合併症の予防と早期発見が重要です。IABPの駆動異常や挿入部の出血の原因となるため、カテーテル挿入側の下肢の屈曲を避け安静を保持します。足背動脈や後脛骨動脈の血流をドプラで観察し、挿入側の下肢虚血がないかを確認します。

　バルーンカテーテルの位置がずれると大動脈損傷や腹部臓器虚血などを起こす危険性があるため、バルーンカテーテルを穿刺部でしっかり固定し、X線写真で先端位置がずれていないことを確認します。

PCPS

■PCPSの設定

　目的の補助流量となるように遠心ポンプの回転数を設定します。補助流量は3.0 L/min

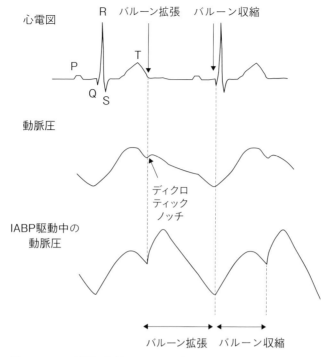

心電図

R バルーン拡張 バルーン収縮

P

Q S

T

動脈圧

ディクロ
ティック
ノッチ

IABP駆動中の
動脈圧

バルーン拡張　バルーン収縮

図1　IABPの拡張と収縮のタイミング

程度で開始し、バイタルサインや組織灌流を評価しながら、循環不全が改善する補助流量に設定します。ガス流量は補助流量と等しくなることが多いですが、送血側で$PaCO_2$ 35〜45 mmHgを目標に総ガス流量を調整します。また、PaO_2 100〜300 mmHgを目標に自己肺に流す酸素濃度をガスブレンダーで調整します。循環不全が改善し、心機能が回復してきたらPCPSの補助流量を徐々に減らし、補助流量を1.0 L/minまで減らして循環不全や心機能の指標に問題がなければon-offテストを行い離脱します。

　PCPSは標準的な内科的治療では救命困難な重症の患者を救命できる可能性がある一方で、重篤な合併症も多く、必要がなくなったらなるべく早期に離脱します。IABPとPCPSを併用している場合には、通常はPCPSから先に離脱します。

■アセスメント

・循環動態

　設定された回転数でPCPSの流量が安定してとれていることを確認します。循環血液量が減少すると目標の補助流量が安定して得られなくなるため、輸液・輸血により循環血液量を適正化させます。輸液・輸血に反応しない場合、胸腔内・腹腔内出血や後腹膜出血などの鑑別も必要です。組織灌流はSvO_2、アシドーシス、乳酸値、肝機能、腎機

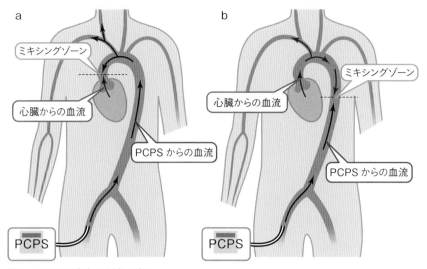

図2　PCPS治療中の血液の流れ
a　ミキシングゾーンが上行大動脈にある。心機能が悪く循環がPCPSに依存している。右橈骨動脈にはPCPSからの血液が流れる。
b　ミキシングゾーンが下行大動脈にある。右橈骨動脈には自己心からの血液が流れる（自己肺での酸素化を反映する）。

能、尿量などで評価し、心機能は心エコー所見やスワンガンツカテーテルでの肺動脈圧所見などで判断します。

・酸素化

　自己肺の酸素化を右橈骨動脈の動脈圧ラインからの採血で、人工肺の酸素化をPCPS回路の送血側からの採血で評価します。心機能が極めて悪く、ミキシングゾーンが上行大動脈にある場合には右橈骨動脈にもPCPSから送血された血液が灌流し、自己肺の酸素化を反映しなくなります**（図2）**。

・抗凝固療法

　PCPSの回路内や人工肺に血栓ができると脳梗塞などの血栓塞栓症を引き起こす危険性があるため、ヘパリンによる抗凝固療法を行います。一方で、抗凝固療法により脳出血などの出血性合併症のリスクが高まりますが、心筋梗塞後の心原性ショックでは抗血小板薬を2剤内服していることが多く、とりわけ高リスクです。ACTやAPTTを定期的にモニタリングしてヘパリン投与量を調整します。

・下肢虚血

　PCPSの送脱血管は太く、IABP以上に下肢虚血のリスクが高いです。IABP同様に末梢動脈の血流を評価し、下肢阻血の徴候がみられた場合には、送血管挿入部より末梢側の下肢動脈に送血します。

14

心臓移植に向けた VAD
（植込型補助人工心臓）

桐ヶ谷 仁　横浜市立大学附属市民総合医療センター　心臓血管センター/高度救命救急センター　助教

Case

30代、男性。主訴：呼吸困難感。現病歴：拡張型心筋症による慢性心不全に対して、両心室ペーシング機能付き埋込型除細動器（cardiac resynchronization therapy-defibrillator；CRT-D）を含めた集学的心不全治療を行ったが反応が乏しく、2018年A大学病院で植込型左心補助人工心臓（left ventricular assist device；LVAD）移植術が施行された。現在は介護者である妻と同居し、自宅で仕事を行いながら心臓移植を待機している。202X年某月某日、午前8時30分に突然息苦しさが出現した。意識清明であり自身でA大学病院へ連絡し、VADハブ施設である当院へ搬送となった。

来院時所見：意識レベルJCS 0、呼吸数30回/min、血圧測定不能、体温36.2℃、SpO_2測定不能。聴診でVAD作動音を確認し、アラームも鳴っていなかった。12誘導心電図では心室細動（ventricular fibrillation；VF）を呈していた。

Caseで使用するME機器

- 植込型LVAD　　feature!
- CRT-D

ここはチェック！　確認ポイント

◆ LVADは正常に作動しているか？

◆ バイタルサインの評価は正しくできているか？

解説

植込型LVADとは？

　重症心不全に対して使用する心臓のポンプ機能を代替する医療機器であり、左心補助：

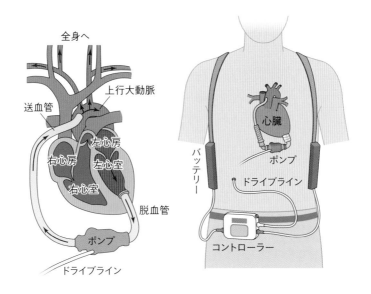

図1　VADの構成

LVAD、右心補助：RVAD、両心補助：BVADが存在しますが、わが国では植込型LVADのみが保険適用であり、VADといえば一般的にLVADを指します。

　図1に示すように、患者の体外にはドライブラインを通じて本体が接続されています。左心室→脱血管→ポンプ→送血管→上行大動脈へと血液は循環します。本体はコントローラーとバッテリーで成り立っており、コントローラーはポンプへの電源供給および制御、作動状況やアラームの表示などを行っています。

植込型LVADの適応

　ガイドラインに準じた標準治療を行っても改善がみられない末期心不全であり、心臓移植の適応となりうる症例で検討されます（**表1**）[1]。

　現在、日本では心臓移植へのブリッジ目的でのみLVADは保険償還されているため、植込型LVAD治療の適応基準は心臓移植登録基準を踏まえたものになっています。**表1**に示した基準を満たし、なおかつ心臓以外の臓器での不可逆的な障害、神経障害、活動性感染症、高度肥満といった除外基準をクリアする必要があります。

VAD診療のこれからとVADハブ施設

　日本における心臓移植の長期予後成績は良好であり、移植後の10年生存率は89％です[2]。移植可能施設の増加に伴い移植件数も増加しており、結果としてLVAD植込後の移植待機患者は年々増加しています（**図2**）[2]。

　また2021年7月現在のわが国におけるLVADの適応は、心臓移植を前提とした重症心

表1　心臓移植へのブリッジ（BTT）における植込型補助人工心臓適応基準

		適応基準
選択基準	病態	心臓移植適応基準に準じた末期重症心不全であり原則NYHA心機能分類IV度、ガイドラインで推奨された標準治療を十分施行しているにもかかわらず進行性の症状を認めるステージD心不全
	年齢	65歳未満
	体表面積	デバイスごとに規定
	重症度	ドブタミン・ドパミン・ノルエピネフリン・PDEIII阻害薬などの強心薬依存状態（INTERMACS Profile 2または3）。IABP、循環補助用ポンプカテーテル、体外設置型LVAD依存状態。modifier A（とくにINTERMACS Profile 4の場合）
	社会的適応	本人と介護者が長期在宅療養という治療の特性を理解し、かつ社会復帰も期待できる
	薬物療法	ACE阻害薬・ARB・β遮断薬・MRA・SGLT2阻害薬・ARNI・イバブラジン・利尿薬などの最大限の薬物治療が試みられている
	非薬物療法	心臓再同期療法や僧帽弁閉鎖不全症への介入、虚血性心筋症への血行再建術などについて十分に検討されている
除外基準	全身疾患	悪性腫瘍や膠原病など治療困難で予後不良な全身性疾患
	臓器障害	不可逆的な肝腎機能障害、インスリン依存性重症糖尿病、重度の出血傾向、慢性腎不全による透析症例
	呼吸器疾患	重度の呼吸不全
		不可逆的な肺高血圧症（血管拡張薬を使用しても肺血管抵抗が6 Wood単位以上）
	循環器疾患	治療困難な大動脈瘤、中等度以上で治療できない大動脈弁閉鎖不全症、生体弁に置換困難な大動脈弁位機械弁、重度の末梢血管疾患
	神経障害	重度の中枢神経障害
		薬物またはアルコール依存症
		プロトコルの遵守または理解が不可能な状態にある精神神経障害
	感染症	活動性重症感染症
	妊娠	妊娠中または妊娠を予定
	その他	著しい肥満など施設内適応検討委員会が不適当と判断した症例

日本循環器学会/日本心臓血管外科学会/日本胸部外科学会/日本血管外科学会. 2021年改訂版 重症心不全に対する植込型補助人工心臓治療ガイドライン. https://www.j-circ.or.jp/cms/wp-content/uploads/2021/03/JCS2021_Ono_Yamaguchi.pdf
（2021年8月閲覧）

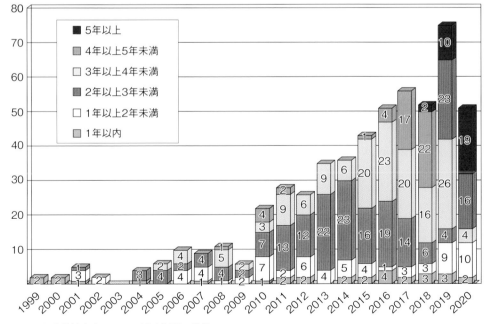

図2　心臓移植患者のLVAD補助期間の推移
日本心臓移植研究会. 日本の心臓移植レジストリ：心臓移植の現状2020年12月31日現在.
http://www.jsht.jp/registry/japan/(accessed 2021-07-13)

不全例に限定されていますが、近いうちに心臓移植を前提としない永久使用（destination therapy）が認められる予定であり、さらなる植込症例の増加が予想されます。LVAD装着後は心不全症状が軽減し、退院して社会生活を送ることもでき、通学や就業も可能です。一方で脳卒中など合併症の頻度は決して低いものではなく、緊急時には速やかに救急搬送を行える体制が必要です。

　VAD患者の外来管理、入院治療は原則としてVAD専門施設が担いますが、VAD専門施設が遠方である場合、緊急時には近隣の救急病院での初期対応が重要となります。横浜市においては、2021年7月時点で市内在住のVAD患者は全例が市外のVAD専門施設に通院しており、緊急時には市内の救急病院での初期対応が必要となります。しかし、その特殊性からVAD患者の救急診療はすべての救急病院で対応できるものではなく、横浜市においてはVADハブ施設（2021年7月時点では横浜市立大学附属市民総合医療センターのみ）に集約する体制としています。

VFになったことで右心不全が生じ、呼吸困難感が出現したと考えられた。VADの作動音は聴診で確認され、アラームも鳴っていないことからVADは正常に作動していると判断した。またVFに対してCRT-Dによる除細動が行われていれば、患者は意識下でありショックを認識するはずだが、患者にその記憶はなかった。プログラマーによるチェックを行ったところ、CRT-Dの除細動機能はOFFとなっていた。
体外式除細動で洞調律化を図る方針とし、ミダゾラムを1mgずつ投与し鎮静を得たうえで、150Jで除細動を施行し洞調律となった。症状が軽快しており、VFの原因と思われる新規の心電図異常、電解質の変化などは認めず、A大学病院の主治医とも相談のうえ帰宅、後日A大学病院を受診とした。

┃循環管理とアセスメントのポイント

VAD患者のERにおける循環管理のポイント

　LVADは連続流であり、適切な循環があっても脈が触れない、血圧も測れない、SpO$_2$も測れないことがあります。

どう循環を評価するか？

・意識や呼吸様式
・VADの作動音
・ドップラー式血圧計や観血的動脈圧での血圧評価

- ・乳酸値
- ・気管挿管症例であればETCO$_2$値
- ・心エコーによる自己心機能、ポンプ機能、前負荷

　前述の項目を総合的に観察し、循環動態を評価します。肝心なのは、普段ERでまず行うバイタルサインの測定では評価が不可能であるということです。そこで混乱しないように、来院前からVAD患者の循環の評価方法に関しては確認しておく必要があります。

ERで知っておくべきLVADの遠隔期合併症

　LVADの遠隔期合併症は脳卒中、ドライブライン感染、右心不全など多岐にわたりますが、ここではVADハブ施設として特に重要と考えられる、①機器トラブル、②脳血管障害、③不整脈に関して説明します。

■機器トラブル

・VAD本体に問題が生じた場合＝アラームが鳴る！

　コントローラーにアラーム内容も表示されます。ポンプ停止を含めてVADトラブルへの緊急対応は患者、介護者が行えるようにトレーニングを受けており、ほとんどのケースで患者か介護者で対処可能です。しかし外出先など、介護者がいない状況でポンプが停止し、患者が意識を失った場合にはそのまま死に至ることがあります。

　VADが緊急停止した場合、心拍出は自己心からの拍出のみとなり、自己の心機能の程度によって循環停止〜心原性ショック、急性肺水腫に至ります。**必ずしもすぐに意識を失うわけではありません**。ポンプ本体はめったに壊れないとされており、原因はポンプ本体よりも、バッテリー外れ、コントローラー故障、ケーブル外れ・断線などにより起こります。VADが動いているかは**心窩部に聴診器を当て駆動音を聴取して**確認します。ポンプ停止時は速やかにバッテリーとケーブル接続を確認し、それでも動かなければバッテリーやコントローラーをバックアップのものに交換します。

・VAD植込症例への胸骨圧迫は禁忌

　真の心肺機能停止（CPA）なら救命のために胸骨圧迫が必要です。しかし一部の機種（Jarvik2000）を除き、胸骨圧迫は原則禁忌です。送血管の損傷や脱血管の位置ずれにより、致死的な出血が起こる危険性があります。したがって、VADが動いていれば胸骨圧迫はしないのが原則です。ERならveno-arterial extracorporeal membrane oxygenation（VA-ECMO）を考慮します。

■脳血管障害

　VAD症例の10％が5年以内に脳卒中を経験し、死因としても最も多く41％にのぼり

ます[3]。脳卒中を疑う症状があったら緊急で頭部CTを撮影します。

・脳出血

抗血栓治療中のため意識障害が急速に進行しやすい。

速やかにワーファリンをリバース（<u>**ケイセントラ®**</u>）。

・脳梗塞

疑われるときは<u>**頭部3 D-CTA（MRIは禁忌）**</u>。

ワーファリン治療中のため<u>**tPAは禁忌となる**</u>。<u>**血管内治療**</u>を考慮する。

■不整脈

本症例のようにVFになると、右心室からの拍出が消失し中心静脈圧で肺循環が担われるようになります。VADからの血流が維持されるため、循環停止には至りません。気分不良などを訴えることはありますが、意識消失を起こすことはまれで歩行も可能です。植込型除細動器（ICD）/CRT-D挿入例が多いですが（47％）、ショック機能はoffになっていることが多いです[3]。これはVFとなっても循環は破綻せず、患者は意識清明であるため意識下でショックを繰り返すことがないような配慮です。

おわりに

VAD患者のER診療と聞いて、ほとんどの医療従事者は他人事のように感じてしまうのではないでしょうか。実際、VAD患者がVAD植込施設、あるいはVADハブ施設以外に搬送される可能性は低いです。しかしVAD患者の増加傾向を考えると、ER診療に携わる医療従事者にとってVADの知識は今後必須となってくると思われます。

しかしVAD患者とその介護者は平均5年という非常に長期間において、多くの合併症と闘いながら心臓移植を待ちわびています。特に脳出血など致命的な合併症の頻度も低くなく、一度発生すると移植そのものが不可能となってしまう可能性も十分にあります。このような状況の患者を救うべく、全力を尽くすのは医療従事者として当然です。読者の皆さまも、きたるべきVAD患者のER来院に備え、万全の準備をしていただければと思います。

■ 引用・参考文献 ■

1) 日本循環器学会/日本心臓血管外科学会/日本胸部外科学会/日本血管外科学会. 2021年改訂版 重症心不全に対する植込型補助人工心臓治療ガイドライン. https://www.j-circ.or.jp/cms/wp-content/uploads/2021/03/JCS2021_Ono_Yamaguchi.pdf（accessed 2021-08-06）
2) 日本心臓移植研究会. 日本の心臓移植レジストリ：心臓移植の現状2020年12月31日現在. http://www.jsht.jp/registry/japan/（accessed 2021-07-13）
3) 日本胸部外科学会. J-MACS Statistical Report（2010年6月-2019年6月）. 2019. https://www.jpats.org/society/jmacs/report.html（accessed 2021-07-13）

15

心肺停止から自己心拍再開症例に対する低体温療法の有効性

大矢あいみ 横浜市立大学附属市民総合医療センター 高度救命救急センター

Case

55歳、男性。主訴：心肺停止。既往歴：高血圧、脂質異常症、糖尿病。仕事中に突然倒れるところを同僚に目撃され救急要請となった。救急隊接触時の初期波形は心室細動であったため、除細動を計3回施行されながら救急外来へ搬送された。救急外来到着時は自己心拍再開したが心電図でST上昇を認めたため、ステント留置術を施行した。再灌流に成功し循環動態も安定したが、意識は一貫してJCS 300と改善しないことから、体温管理療法を施行する方針でICU入室となった。

Caseで使用するME機器

- 体表冷却装置（Arctic Sun™ 5000）　　feature!
- 中心静脈留置型経皮的体温調節システム（サーモガードシステムなど）

ここはチェック！ 確認ポイント

◆ 心停止後に自己心拍再開し、昏睡状態であるか？

◆ 自己心拍再開後、4時間以内に体温管理療法を開始できるか？

◆ 循環動態が安定しているか？

解説

　体温管理療法（targeted temperature management：TTM）は心肺停止蘇生後の患者に対して二次性脳損傷の予防のために施行されます。ここ15年ほどで蘇生後のTTMは非常に意義がある治療として位置づけが上がり、有用性が示されています[1]。

　2020年にはhigh quality TTMという概念も提唱され、TTM施行手順のプロトコル化も推奨され始めました[2]。また現行でもTTM 2 trialといった研究が進められており、適

Part 2　救急・ICUの呼吸・循環管理ケーススタディ

Emer-Log 2021 秋季増刊　151

切な施行方法が検討されている最中です。

適応

　TTMの機序としては、神経細胞の損傷予防や脳代謝を抑制することで、脳浮腫の抑制につながるといわれています。適応患者の選択は、近年までの推奨では初期波形がショッカブルリズム（心室細動/心室頻拍）の患者とされてきました。しかし、AHAガイドライン2020からは、いかなる初期調律であっても自己心拍再開（return of spontaneous circulation；ROSC）後に反応のない患者であればTTMの適応であると変更がありました[3]。

目標温度

　従来は積極的に体温を低く管理する低体温療法と、高体温を避け35〜37℃で管理することを意味する平温療法といった言葉がありました。これらの用語が混乱を招くとして、2009年からTTMと用語の統一が図られました。また、現時点ではそれぞれの選択については明確な基準はなく、あくまでも高体温を避けることが重要です。

　2013年に900人以上の患者を対象に行われた試験では、目撃されていない心停止を除くあらゆる初期波形のOHCA（院外心停止：out-of-hospital cardiac arrest）患者に対して、33℃と36℃のTTMが比較され、両者間の治療で神経学的予後に有意差のないことが示されています[4]。AHAガイドライン2020ではOHCAとIHCA（院内心停止：in-hospital cardiac arrest）の両方において、ROSCした昏睡状態の患者に対し、32〜36℃のTTMを24時間以上行うことがclass 1で推奨されています[3]。

導入時期

　心停止後、TTMの開始が1時間遅れるごとに死亡率は20％上昇するとの報告もあり、できるだけ早期に導入することが求められ、おおよそ4時間以内が目安とされています[5]。

計測部位

　TTM導入の際の重要な点は、正確な深部温を計測できるように準備することです。深部温の計測部位は、膀胱温、直腸温、食道温、鼓膜温、血液温などが選択され、より正確に計測できる部位は食道とされていますが、一般的には簡易的に計測できる膀胱温、直腸温が選択されることが多いです。

Arctic Sun™ 5000 の特徴

　冷却を行うための装置は血管内冷却や体外循環法などさまざまですが、施行方法による神経学的予後の違いはないと2015年に報告されました[6]。本稿では多くの施設で使用しやすい体表冷却装置である、Arctic Sun™ 5000（以下、アークティックサン）の使用

例を提示します。

　アークティックサンとは、本体で温度管理された水がジェルパッド内を循環する装置のことです。ジェルパッドはハイドロゲル層、フィルム層、フォーム層の3層で構成されています。患者の体表にパッドを貼り使用しますが、患者の体表とパッドの間で熱交換が起こり、非常に効率的に体温冷却を行うことが可能となります。サイズは新生児から100 kgを超える成人までの選択肢があります。ジェルパッドが皮膚に密着していないと効率は低下するので、長期の使用の際は剥がれやすくなる前の5日ごとの交換が推奨されています。パッドは清潔ではありますが、滅菌はされていないため創傷部には直接装着しないよう注意が必要です。また抗菌薬が付着すると化学熱傷を引き起こすことがあるため、取り扱いには注意します。冷水刺激による褥瘡形成に対しては、4〜6時間ごとにパッドの下を確認し、必要であれば被覆保護材を使用します。

　導入したら、できるだけ早く目標体温に到達するように管理を開始します。体温が31℃以下になると不整脈が生じやすいので、目標温度を定め、到達するまでに厳重に温度を管理することが重要となってきます。維持時間については、「JRC蘇生ガイドライン2020」では少なくとも24時間と提唱されています[7]。なお、24時間と48時間のTTMの間に転帰の違いはみられないとの報告があります[8]。

ICU入室後、34℃を目標体温としアークティックサンでの冷却を開始した。鎮痛・鎮静薬と筋弛緩薬を使用してシバリングを予防し、安定して目標温度に到達することができた。目標温度到達から24時間経過した後からは0.25℃/hで復温を開始した。復温後も発熱を呈さないようにアークティックサンでの管理を継続した。鎮静から覚めると、指示動作が確認でき、意識レベルはE4VTM6まで改善した。その後リハビリテーションも順調に進み、社会復帰することができた。

■循環管理とアセスメントのポイント

TTM施行中の注意点

■循環

　低体温になると洞房結節細胞の再分極の過延長に伴う徐脈や末梢血管抵抗の増大が助長され、心房性ナトリウム利尿ペプチドの上昇と、抗利尿ホルモンの分泌抑制につながり寒冷利尿を引き起こします。重度の低血圧は脳循環にも悪影響を及ぼすため、平均血圧（MAP）65 mmHg以下の低血圧は避けるべきとされています。

これらを防ぐためには適切な補液が重要となってきます。また寒冷利尿と細胞内移動に伴い、低カルシウム血症や低カリウム血症などの電解質異常を引き起こしやすいため適宜補正が必要となります。

■神経

アークティックサンを使用するときに注意しなければならない合併症の一つにシバリングがあります。シバリングとは体温低下とともに筋運動が起こり熱を産生しようとする現象で、末梢温と中枢温に乖離がある際に起こります。シバリングが起こると目標温度到達までに時間を要するだけでなく、酸素消費量の増加や循環不全、頭蓋内圧亢進などを引き起こします。

対処法としては、末梢を温める、鎮静薬の投与を適正に行う、などが挙げられますが、それらによってもコントロールできない場合には筋弛緩薬の投与が検討されます。しかし筋弛緩薬の投与は意識の確認を困難とし、鎮痛薬と鎮静薬の効果判定が困難となるため注意が必要です。鎮静と鎮痛の目標はRASS−4〜−5を目安とします。意識レベルの確認のための指標であるBISモニターの使用に関してはさまざまな意見がありますが、「JRC蘇生ガイドライン2020」では使用は推奨されていません[7]。

■復温

high quality TTMでは、24時間以上経過した後の復温は0.15〜0.25℃/hで行うことを推奨しています[2]。なお、現在も米国で適切な復温の方法についてのトライアルが進行しており、報告が待たれます[9]。一般的には目標温度へ到達完了するまでは、鎮静薬・鎮痛薬・筋弛緩薬の使用は継続します。

急激な復温は頭蓋内圧亢進のリスクがあるため避けます。復温後38.7℃以上であると神経学的予後が不良であったとの報告もあることから、復温後48時間は発熱がないように管理することが提唱されています[10]。アークティックサンの装着を継続することで発熱を防ぐことが可能となります。

■病院前冷却におけるリスク

2015年に行われたシステマティックレビューでは、冷たい点滴を急速に注入するという特定の方法による病院前冷却は、より多くの肺水腫のリスクに関連することが明らかになりました[11]。このレビュー以降、病院前冷却に関するランダム化比較試験（RCT）が数多く実施されていますが、現時点では病院前冷却をルーチンで行わないことが推奨されています。

おわりに

　アークティックサンを利用したTTM施行例の解説は以上となりますが、現時点で明確な基準が定まっていない部分も多いことから、さらなる検証が必要となっています。今後もトライアルの報告を待ち、戦略を更新していくことが重要です。

■ 引用・参考文献 ■

1）関根秀介ほか．体温管理療法の現状．日本臨床麻酔学会誌．40（2），2020，172-7.

2）Taccone, FS. et al. High Quality Targeted Temperature Management（TTM）After Cardiac Arrest. Critical Care. 24（1），2020, 6.

3）Panchal, AR. et al. Part 3: Adult Basic and Advanced Life Support: 2020 American Heart Association Guidelines for Cardiopulmonary Resuscitation and Emergency Cardiovascular Care. Circuration. 142（16_suppl_2），2020，S366-S468.

4）Nielsen, N. et al. TTM Trial Investigators. Targeted temperature management at 33°C versus 36°C after cardiac arrest. N Engl J Med. 369（23），2013, 2197-206.

5）Mooney, MR. et al. Therapeutic hypothermia out-of-hospital cardiac arrest: evaluation of a regional system to increase access to cooling. Circulation. 124（2），2011, 206-14.

6）Deye, N. et al. Endovascular Versus External Targeted Temperature Management for Patients With Out-of-Hospital Cardiac Arrest. Circulation. 132（3），2015, 182-93.

7）日本蘇生協議会監．JRC蘇生ガイドライン2020．東京，医学書院，2021，532p.

8）Kirkegaard, H. et al. Targeted Temperature Management for 48 vs 24 Hours and Neurologic Outcome After Out-of-Hospital Cardiac Arrest: A Randomized Clinical Trial. JAMA. 318（4），2017, 341-50.

9）ClinicalTrials.gov. Impact of Speed Of Rewarming After CaRdiac Arrest and ThErapeutic Hypothermia (ISOC-RATE). ClinicalTrials.gov Identifier: NCT02555254. https://clinicaltrials.gov/ct2/show/NCT02555254（accessed 2021-08-02）

10）Leary, M. et al. Pyrexia and neurologic outcome after therapeutic hypothermia for cardiac arrest. Resuscitation. 84（8），2013, 1056-61.

11）Donnino, MW. et al. Temperature Management After Cardiac Arrest: An Advisory Statement by the Advanced Life Support Task Force of the International Liaison Committee on Resuscitation and the American Heart Association Emergency Cardiovascular Care Committee and the Council on Cardiopulmonary, Critical Care, Perioperative and Resuscitation. Circulation. 132（25），2015, 2448-56.

Part 2　救急・ICUの呼吸・循環管理ケーススタディ

16

院内急変には一刻も早い除細動を!

白澤 彩　横浜市立大学附属市民総合医療センター 高度救命救急センター 助教

Case

27歳、男性。スノーボードで大きく転倒し、近くの医療機関に救急搬送された。肋骨骨折と右下腿骨折の診断で入院となった。既往歴は特になし。時々「脈が飛ぶ」という不整脈の自覚症状があったが、医療機関は未受診。祖父が突然死したという家族歴あり。

経過観察入院であったが、何とか動けるようになったため、明日退院予定となっていた。突然卒倒し、同室の患者が倒れた音を聞きナースコールを押した。看護師が到着し、CPAを確認し蘇生開始、応援が駆けつけドクターコール。同階の看護師がすぐにAEDを持ってきて、ただちにAEDが施行された。「ショックの適応」と判断され、ショックが行われた。

Caseで使用するME機器

- 生体情報モニター
- 除細動器　◁feature!
  AED（自動体外式除細動器）
  手動体外式除細動器
- 人工呼吸器

ここはチェック！ 確認ポイント

◆ 院内急変時の対応を把握しているか？

◆ 医療者用BLSアルゴリズムを理解しているか？

◆ ショックが必要な心電図波形を理解しているか？

◆ 除細動器の使い方を知っているか？

より早いショックが患者の良好な予後に

この症例のように、院内急変はいつどこで起こるかわかりません。医療現場で働いているということは、自分がその第一発見者となる可能性があるということです。そのときの対応で患者の神経学的予後、さらには生命予後に大きく関わってくるので、しっかりとトレーニングを積むことが必要です（**図1**）。

心肺停止（CPA）と判断し、心肺蘇生（cardiopulmonary resuscitation；CPR）を開始した後は、除細動器が到着するまでは脈拍を確認せずCPRを継続します。絶え間ない質の高いCPRが患者の脳循環の維持のために必要になります。

自己心拍再開（return of spontaneous circulation；ROSC）が得られるまでの治療の中心となるのは、質の高いCPRと除細動による電気ショックです。CPAの波形は、心室細動（ventricular fibrillation；VF）（**図2**）、無脈性心室頻拍（pulseless ventricular tachycardia；無脈性VT）（**図3**）、心静止（asystole）、無脈性電気活動（pulseless electrical activity；PEA）の4波形に分類されます。なかでもVF/無脈性VTは除細動でROSCを得ることができる治療であり、より早いショックが患者の良好な予後につながります。

その機序は、心筋に強い直流電流（direct current；DC）を短時間流すと、心筋全体が脱分極を起こし、心房や心室の頻拍の原因となっていた異常な興奮を静止させる結果、頻脈性不整脈を停止させROSCを可能とすることができます。

CPAに陥った後、除細動が1分遅れるごとに救命率は7〜10％ずつ下がります。このことから、10分以上除細動が行われないと生存が難しいことがわかります。そのためにできるだけ早い除細動が必要になります。しかし、急変したVF/無脈性VTの患者にCPA後、ただちに質の高いCPRを行えば、その7〜10％の救命率の低下が、3〜4％の低下にとどまることが報告されています。shockable rhythmに対する蘇生は、迅速な除細動と質の高いCPRにかかっています。

AEDによるショック後、すぐに胸骨圧迫が再開された。すると体動がみられROSCしたが、昏睡状態であったためICUに移動して体温管理療法が施行された。ICU入室後、心電図がBrugada型であり、植込型除細動器の適応と判断された。体温管理療法後、意識も回復し1カ月後に自宅退院となった。

Part 2 救急・ICUの呼吸・循環管理ケーススタディ

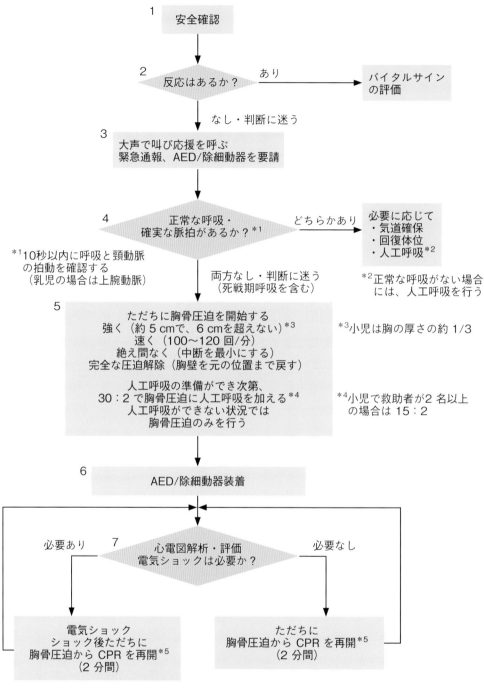

1 安全確認

2 反応はあるか？ → あり → バイタルサイン
の評価

なし・判断に迷う

3 大声で叫び応援を呼ぶ
緊急通報、AED/除細動器を要請

4 正常な呼吸・
確実な脈拍があるか？*1 → どちらかあり → 必要に応じて
・気道確保
・回復体位
・人工呼吸*2

*1 10秒以内に呼吸と頸動脈
の拍動を確認する
（乳児の場合は上腕動脈）

両方なし・判断に迷う
（死戦期呼吸を含む）

*2 正常な呼吸がない場合
には、人工呼吸を行う

5 ただちに胸骨圧迫を開始する
強く（約5cmで、6cmを超えない）*3
速く（100〜120回/分）
絶え間なく（中断を最小にする）
完全な圧迫解除（胸壁を元の位置まで戻す）

人工呼吸の準備ができ次第、
30：2で胸骨圧迫に人工呼吸を加える*4
人工呼吸ができない状況では
胸骨圧迫のみを行う

*3 小児は胸の厚さの約1/3

*4 小児で救助者が2名以上
の場合は15：2

6 AED/除細動器装着

7 必要あり ← 心電図解析・評価
電気ショックは必要か？ → 必要なし

電気ショック
ショック後ただちに
胸骨圧迫からCPRを再開*5
（2分間）

ただちに
胸骨圧迫からCPRを再開*5
（2分間）

*5 強く、速く、絶え間ない胸骨圧迫を！

8 ALSチームに引き継ぐまで、または患者に正常な呼吸や
目的のある仕草が認められるまでCPRを続ける

図1　医療用BLSアルゴリズム
（日本蘇生協議会監修. JRC蘇生ガイドライン2020. p.51. 医学書院, 2021. より転載）

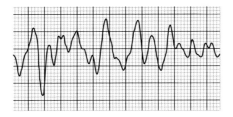

図2　VF
①不規則な動揺波形
②リズムは不整でQRS波がない

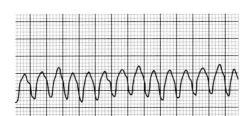

図3　無脈性VT
①3個以上のPVC、心拍数100回/min以上（150〜
　200回/min程度）
②RR間隔は整
③P波はない
④幅広く変形したQRS波

▍呼吸管理と循環管理、アセスメントのポイント

呼吸管理

　蘇生中は質の高い胸骨圧迫が最も重要であり、人工呼吸の重要性は低くなっています。マスク換気を行う場合は、胸骨圧迫：人工呼吸は30：2で行います。気管挿管した場合も、過換気は予後を悪化させるので1分間に10回程度の換気が推奨されています。陽圧換気は胸腔内圧上昇から静脈還流を低下させてしまい、心拍出量を減少させ、せっかく胸骨圧迫で得られる冠動脈圧を低下させてしまいます。

　ROSC後の呼吸管理においては、昏睡状態で自発呼吸が弱い場合は気管挿管のうえで人工呼吸管理を開始します。また、低酸素血症に注意を要しますが、過度な酸素投与も生存退院や神経学的転機を悪化させるという報告もあります。SpO_2またはPaO_2をモニタリングできるまでは、高濃度での酸素投与を行います。

循環管理

　ROSC後の管理において、治療バンドルの一部としての循環管理の目標値として、米

国心臓協会は収縮期血圧が90 mmHg、平均血圧が65 mmHg以下にならないような循環管理を推奨しています。低血圧に対しては生理食塩水や乳酸加リンゲルなどの細胞外液の輸液や、ノルアドレナリンなどのカテコラミンでの循環サポートを行います。

同時にCPAの原因検索を行い、治療を行うことが重要です。急性冠症候群（ACS）はCPAの主な原因であるため、できるだけ早く12誘導心電図を施行し、冠動脈再灌流療法を考慮します。ST上昇がみられたら緊急冠動脈造影（CAG）を行うのは異論がないと思いますが、ST上昇がみられなくてもVF蘇生後にCAGを行うと26％に冠動脈閉塞がみられるという報告もあるので、循環器内科にコンサルトしましょう。

除細動器（AED〔自動体外式除細動器〕、手動体外式除細動器）

■AED（図4）/除細動器の装着

電極パッドは1枚を胸の右上（鎖骨の下で胸骨の右）、もう1枚を胸の左下（腋の下5〜8 cm、乳頭の斜め下）の皮膚に直接密着させて貼付します。2枚のパッドで心臓を挟むようなイメージです。傷病者の胸が濡れている場合は拭きます。また、ペースメーカーやICD（植込型除細動器）が挿入されている場合は、機器が皮下に埋め込まれて膨隆している部分を避けましょう。

AEDでは心電図が自動的に解析されますが、除細動器では蘇生を行っている医療従事者が判断しなければなりません。CPRの中断を短くするために、即座にショック適応のリズムかどうかを判断する必要があります。

■電気ショックの波形とエネルギー

AEDの場合は、音声メッセージに従って電気ショックを行います。除細動器による電

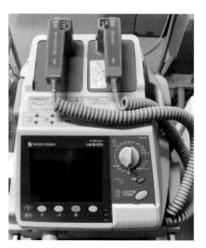

図4　AED

気ショックでは、エネルギーを選択しなければなりません。単相性波形よりも、二相性波形（二相性切断指数波形biphasic truncated exponential；BTEと二相性直流波形rectilinear biphasic；RLB）が推奨されています。

　初回の電気ショックエネルギーは、BTE波形では150 J以上、RLB波形では120 J以上、単相性除細動器は360 Jが推奨されています。また、初回電気ショックが無効で、より高いエネルギーを出せる機種の場合はエネルギーを上げることを考慮します。小児の場合、電気ショックは4 J/kgのエネルギー量が提案されています。

　施設によって採用されているAED/除細動器は種類が異なり、立ち上げ方やショックボタンなども違っています。いざというときのために、できれば一度、自施設の機器を触ってみるとよいでしょう。

■ 引用・参考文献 ■
1）日本蘇生協議会監."第2章 成人の二次救命処置".JRC蘇生ガイドライン2020.東京, 医学書院, 2021, 51.

Part 2　救急・ICUの呼吸・循環管理ケーススタディ

17

徐脈とショックで搬送されてきた患者に対する体外式ペースメーカー療法

嶽間澤昌泰 横須賀共済病院 救急科 医長

Case

X病院救命救急センターに救急隊から3次ホットラインが入電した。

症例は推定70代、男性。歩行中に路上で卒倒したところを通行人に目撃された。意識障害が認められ、通行人により救急要請された。救急隊接触時、呼びかけに反応なく、徐呼吸、徐脈、低血圧が認められた。呼吸数6回/min、心拍数38回/min、血圧68/32 mmHg、SpO$_2$測定不能。ABCDEアプローチでは、A：用手気道確保で気道開通。B：徐呼吸、胸郭挙上は左右差はないが弱い、胸部聴診でも呼吸音減弱。C：末梢冷感あり。D：GCS 6（E1V1M4）、瞳孔4.0/4.0 mm、対光反射両側鈍、明らかな四肢麻痺なし。E：体温35.8℃、明らかな外表面の外傷なし。

直近救命救急センターであるY病院まで数分の距離であり、用手気道確保、補助換気のうえY病院搬送となった。Y病院到着時、徐呼吸、徐脈、低血圧、意識障害が継続していた。呼吸数12回/min（用手換気中）、心拍数37回/min、血圧62/28 mmHg、SpO$_2$ 96％（酸素100％、用手換気中）。A：用手気道確保で気道開通。B：胸郭挙上は用手換気で挙上良好、胸部聴診で呼吸音に減弱なし。C：末梢冷感あり。D：GCS 6（E1V1M4）、瞳孔4.0/4.0 mm、対光反射両側鈍、明らかな四肢麻痺なし。E：体温35.6℃、明らかな外表面の外傷なし。他の情報は不明であった。

Caseで使用するME機器

- 経皮ペーシング　feature!
- 経静脈ペーシング
- 人工呼吸器

ここはチェック! 確認ポイント

◆ 徐脈で循環動態不良な症例には、薬物療法に固執せず経皮ペーシング使用を迷わない。

◆ 経皮ペーシングはつなぎの治療であり、速やかに経静脈ペーシングへ移行する。

◆ 重度低体温症にはペーシングは禁忌である。

解説

　意識障害で搬送された症例のうち、徐脈を伴う症例は一定の割合で存在します。徐脈から循環不全を呈し（心原性ショック）、脳血流低下から意識障害をきたします[1]。

徐脈＋ショックの鑑別

　徐脈＋ショックの鑑別として「VF AED ON」と語呂合わせで覚える方法もあります。

V：vasovagal reflex；血管迷走神経反射

F：freezing；偶発性低体温

A：AMI；急性心筋梗塞（右室梗塞、下壁梗塞）、Adams-Stokes症候群；徐脈性不整脈、
　　acidosis；アシドーシス

E：endocrine；甲状腺機能低下、副腎不全、electrolyte；高カリウム血症

D：drug；薬剤性（β遮断薬、カルシウム拮抗薬、ジゴキシン）

O：oxygen；低酸素症

N：neurogenic；神経性ショック

心臓ペースメーカーの種類と適応

　心臓ペースメーカーは、意識障害、失神やめまいなどの症状を有する徐脈（症候性徐脈）に対し、人工的に心筋に刺激を与えて収縮させ、一定心拍数を保とうとする治療法です。恒久的ペーシングと対外式（一時的）ペーシングがあり、緊急ペーシングとして適応となるのは対外式ペーシングです。対外式ペーシングは、経皮ペーシング、経静脈ペーシングが主として普及しています[2]。

　徐脈を呈した症例において循環動態不良の場合には、経皮ペーシングの準備を行いつつ、薬物の投与を考慮するとされています。電解質異常や酸塩基異常、低酸素など、すぐに治療可能な原因があれば、それに対する治療を行いますが、そういった原因のないとき、アトロピン（0.5 mg静注、3〜5分ごと、総投与量3 mgまで）が第一選択薬となります。第二選択薬としてはアドレナリン（2〜10 µg/min）になります。薬剤に対する反応がない場合、薬剤の有効性が見込めない場合、または、ただちに静脈路を確保できない場合、徐脈により患者が重度の循環動態不良を呈する場合などが経皮ペーシングの

Part 2　救急・ICUの呼吸・循環管理ケーススタディ

適応となり、そういった状況下では迷わず経皮ペーシングを使用します[3]。

　経皮ペーシングは迅速性と簡易性において経静脈ペーシングに優りますが、安定性と確実性では経静脈ペーシングが優り、ごく短時間のみのペーシングでない限り、可及的速やかに経皮ペーシングから経静脈ペーシングに切り替えます。ただし重度の低体温症では、心室細動を誘発しやすく、経皮ペーシング、経静脈ペーシングともに禁忌とされます。

　経皮ペーシング使用の際には心肺蘇生にも迅速に対応できるよう、緊急カートをそばに置いておきます。また無効であれば、人工心肺の導入に踏み切る必要があることも常に念頭に置いておきます。

　循環不全を伴う徐脈に対し、確実な気道確保のために経口気管挿管、人工呼吸管理を開始した。並行して薬物療法を行った。まずはアトロピン投与を行ったが無効であった。経皮ペーシングを行うことを判断し、準備の間、アドレナリンの持続投与を行ったが、やはり無効であり、準備ができ次第、経皮ペーシングを開始した。経皮ペーシングで循環動態をいったん立て直し、カテーテル室に移動して経静脈ペーシング挿入と冠動脈造影を施行後、全身管理目的でICUに入室した。

▌循環管理とアセスメントのポイント

ME機器の設定のポイント

　対外式ペーシングのなかでも、特に経皮ペーシングについて述べていきます。

■電極装着

　経皮ペーシング用の電極パッドの装着は、①除細動と同じく右鎖骨下～前胸部、心尖部～左腋窩下とするか、②心臓を挟み込むように心尖部用のパッドを左側前胸壁傍胸骨部に、右鎖骨下のパッドを右側胸背部（肩甲骨）あるいは左側胸背部（肩甲骨）に貼付します。通電の妨げとならないように、皮膚が濡れている場合は水分を拭き取り、必要に応じて体毛を除毛します。経皮的貼付薬剤が貼付してある場合は剥がし、よく拭き取ります。

■ペースメーカーの設定

・ペーシングレート、出力電流

　電極をペースメーカーに接続し、ペーシングレート、出力電流を設定します。60回/minのレートでペーシングを開始し、状態に応じてレートを調節しますが、多くの場合

60～80回/minのレートで循環動態は改善します。心筋酸素需要量は主に心拍数に依存し、高い心拍数は心筋虚血を悪化させるおそれがあるため、特に急性冠症候群などによる徐脈の症例では安定が得られる最低の心拍数でペーシングします。

出力は最低の設定値から始め、効果的なペーシング波形が検出されるまで出力を徐々に上げていきます。ペーシングにのった値である刺激閾値の約2～5 mA上を出力とします。他に、循環動態不良が重度の場合、最大出力から漸減する方法もあります。

・ペーシングモード

ペースメーカー・パルスの出力には、選択したレートでペーシングするモード（固定モード）と、患者の心拍数が選択したレートより低いときのみペーシングするモード（デマンドモード）があります。

初期設定ではデマンドモードを使用します。デマンドモードにおいては、ペースメーカーは患者の自己心拍を検出し、あらかじめ設定したレートを下回ったときのみペーシングを行います。自己心拍が設定レートを上回ったことを検出すると、ペーシングは行いません。このことにより、電気刺激と自己心拍との競合が最小限に抑えられることで患者の不快感が軽減され、かつ心室細動を引き起こす危険性のあるspike on Tを少なくするため、初期設定としてはデマンドモードを選択します。しかしデマンドモードでも自己心拍の感知が必ずしも確実ではないため（センシング不全）、自己脈を超える速いレートに設定することが重要です。

固定モードでは、自己心拍数に関係なくペースメーカー・レートが設定されます。体動などによるアーチファクトで心電図信号にノイズが混入する場合など、自己心拍の検出に信頼性が損なわれる場合に適しています。しかし固定モードではR波の検出を行わずにT波が出たタイミングでペーシングを行う可能性があり（spike on T）、心室細動を引き起こす危険性があるため、通常はデマンドモードを選択します。

アセスメント

■患者変化の見逃してはいけないポイント

心電図モニターでペーシング波形が表示されただけでは、有効にペーシングできていることを示しているわけではないことに留意すべきです。脈拍数がペーシングレートと等しいかどうか、心拍出量が改善された徴候（血圧上昇、皮膚色改善など）がみられるかどうかを確認する必要があります。なお、脈の触知はペーシングによる筋攣縮と間違えないよう、頸動脈ではなく大腿動脈で行います。

経皮ペーシングでは胸部の筋肉が大きく収縮・弛緩することで、疼痛や咳嗽が出現し

Part 2 救急・ICUの呼吸・循環管理ケーススタディ

て強い苦痛が出現する可能性があります。よって意識のある症例には鎮静・鎮痛のためにベンゾジアゼピン系薬剤や麻薬性鎮痛薬の経静脈投与を考慮します。もちろん、その合併症により、さらなる循環動態不良や意識障害を引き起こす可能性は考慮しておく必要があり、循環管理を優先し、やむをえず無鎮静・無鎮痛で経皮ペーシングを使用することもあります。

　経皮ペーシングが長時間に及ぶ場合、出力が低値であっても皮膚や筋肉などの損傷を生じる可能性があります。経皮ペーシング時間はできるだけ短くすること、定期的に皮膚の状態を観察することが重要です。

■ 引用・参考文献 ■
1) Sidhu, S. et al. Evaluating and managing bradycardia. Trends Cardiovasc Med. 30 (5), 2020, 265-72.
2) 有馬瑞浩. 体外式ペースメーカーによる緊急治療. 救急・集中治療. 21 (11・12), 2009, 1457-62.
3) Panchal, AR. et al. Part 3: Adult Basic and Advanced Life Support: 2020 American Heart Association Guidelines for Cardiopulmonary Resuscitation and Emergency Cardiovascular Care. Circulation. 142 (16_suppl_2), 2020, S366-S468.

18

重症肝不全に対する血漿交換療法

三澤菜穂 横浜市立大学附属病院 救急科 助教

Case

30代、女性。

主訴：全身倦怠感、意識障害。

現病歴：来院1週間ほど前から全身倦怠感と嘔気が出現した。自宅で経過をみていたが改善なく、来院前日には、ものを取り間違える、化粧ができなくなるなど、家人からみて様子がおかしい状況が目につくようになった。来院当日、声かけに容易に開眼して受け答えもできるが、傾眠であるため心配になった家人に連れられて、救急外来を受診した。

既往歴：特記事項なし。内服薬：常用薬なし。ダイエット目的に1カ月ほど前からインターネットで購入したサプリメントを内服している。生活歴：機会飲酒。家族歴：特記事項なし。

来院時所見：GCS E3V4M6、JCS 20、呼吸数16回/min、心拍数105回/min、血圧138/90 mmHg、体温37.6℃。眼瞼結膜黄染、皮膚黄染、皮疹なし、腹部平坦、軟、肝・脾触知せず、下腿浮腫なし、羽ばたき振戦あり。WBCは13,000/μL、好酸球数は1,200/μLと上昇し、PT 21.5秒（22％）と延長していた。生化学検査ではAlbは3.8 g/dL。AST 1,215 U/L、ALT 2,440 U/L、ALP 744 U/L、γ-GTP 244 U/L、LDH 1,025 U/Lと高値であり、肝実質細胞障害優位な所見だった。T-Bil 2.5 mg/dL。また、BUN 70 mg/dL、Cr 2.0 mg/dLと軽度の腎前性腎不全の像を示していた。腹部CT検査では腹水は認めず、肝容積は保たれていた。

来院後経過：肝炎ウイルスマーカー、自己抗体検査の結果からウイルス性感染や原発性胆汁性肝硬変、自己免疫性肝炎は否定的だったことより、サプリメントによる薬剤性肝障害を最も疑い、内服の中止および急性肝不全の診断で緊急入院とした。

Caseで使用するME機器

● 血液浄化装置　◀ feature!

ここはチェック！確認ポイント

◆ 血液浄化療法の対象となる肝疾患（劇症肝炎、急性肝不全、術後肝不全[1]）かを確認する。

◆ 急性肝不全に対しての適応は、プロトロンビン時間（PT）の延長、昏睡の程度、T-Bilやヘパプラスチンテストなどの所見から劇症肝炎と同程度であること[2]。

◆ 血液浄化療法は、肝移植までのbridge therapyとしても必要である。

解説

急性肝不全とは？

「急激かつ高度の肝機能障害に基づいて肝性昏睡をはじめとする肝不全症状をきたす予後不良の症候群」をいいます。

■診断基準

初発症状出現から8週間以内に、高度の肝機能障害に基づいてPTが40％以下ないしはINR値1.5以上を示す場合に確定診断となります[3]。

■急性肝不全の原因

日本では肝炎ウイルスによる劇症肝炎が約50％を占め、薬剤性肝障害から生じる肝不全が約10％、そして自己免疫性疾患や代謝性疾患によるものが続きます。原因不明の肝不全は約30％を超えています[4]。

■劇症肝炎の診断基準

肝炎のうち、初発症状発現後8週間以内に高度の肝機能異常に基づいて昏睡度Ⅱ以上の肝性脳症をきたし、PTが40％以下を示すものとされます。肝性脳症の昏睡度分類を表1に示します。

急性肝不全に対する治療

■原因検索と除去

肝不全を改善させる一番の治療が原因除去です。しかし、原因を追求するために治療が遅れることはあってはなりません。

■重症度評価と初期治療・全身管理

・肝性脳症が軽度（昏睡度ⅠもしくはⅡ）

表1　肝性脳症の昏睡度分類（文献2を参考に作成）

昏睡度	精神症状	参考事項
I	・睡眠・覚醒リズムの逆転 ・多幸気分、ときに抑うつ状態 ・だらしなく、気にとめない態度	retrospectiveにしか判定できない場合が多い
II	・見当識（時・場所）障害、ものを取り違える（confusion） ・異常行動 ・ときに傾眠状態（普通の呼びかけで開眼し、会話ができる） ・無礼な行動があったりするが、医師の指示に従う態度をみせる	・興奮状態がない ・尿、便失禁がない ・羽ばたき振戦あり
III	・しばしば興奮状態またはせん妄状態を伴い、反抗的態度をみせる ・嗜眠状態 ・外的刺激で開眼しうるが、医師の指示に従わない、または従えない（簡単な命令には応じうる）	・羽ばたき振戦あり（患者の協力が得られる場合） ・見当識は高度に障害
IV	・昏睡 ・痛み刺激に反応する	刺激に対して、払いのける動作、顔をしかめるなどがみられる
V	・深昏睡 ・痛み刺激にもまったく反応しない	―

呼吸循環管理、栄養管理が主となります。血圧コントロールと血糖コントロール、適宜高アンモニア血症に対する治療を行います。

・肝性脳症が重症（昏睡度IIIもしくはIV）

呼吸循環管理、栄養管理に加えて、脳浮腫、頭蓋内圧亢進への対応が必要です。

■肝機能維持

肝機能維持のために、新鮮凍結血漿（FFP）の輸血、**血液浄化療法**が検討されます。

■外科的治療

上記の内科的治療で改善が見込まれない場合や回復困難であると判断した場合には、肝移植が考慮されます。肝移植までのつなぎや回復までの治療である、bridge therapyとして**血液浄化療法**を行います[5]。

血液浄化療法の実際

血漿交換（PE）および血漿交換＋血液透析（PE＋HD）は広く用いられている治療法です。患者の血液を血球成分と血漿成分に分離し、昏睡起因物質を含む血漿成分を廃棄し、置換液を補充します。置換液としてはFFPを用いることが多く、FFPは肝合性能低下によって不足している凝固因子の補充ができます。

血液濾過透析は、血漿交換のみでは不十分な物質除去を目的として併用されることが

多く、小～中分子量の肝性脳症を惹起する物質の除去、電解質補正や、水分出納を管理することができます。

　呼吸循環管理などの一般的な集中治療に加えて、UDCA、グリチルリチン製剤、副腎皮質ステロイドの投与を行った。PTの延長、昏睡度Ⅱ以上の肝性脳症を認めており、血漿交換、血液濾過透析を組み合わせた人工肝補助療法を施行。血液浄化療法により、肝性脳症は急速に改善した。また、治療開始後、血液検査上の肝障害も速やかに軽快した。高ビリルビン血症のみ遷延したものの、第8病日以降は低下傾向となり、第20病日に自宅退院となった。

┃呼吸管理と循環管理、アセスメントのポイント

血圧低下

　血液浄化療法に伴う副作用で最も多いものの一つです。原因としては体外循環に伴い循環血液量が低下することによるもの、アナフィラキシーや迷走神経反射などの末梢血管抵抗低下に起因するものがあります。

血圧＝心拍出量（循環血液量、心機能）×末梢血管抵抗

■循環血液量減少

　体外循環により、血液の代わりに生理食塩水などのプライミング液が注入されたことで膠質浸透圧が低下します。血漿の膠質浸透圧は、血管内に水分を保持するのに重要な因子であり、これが低下することで血圧が低下します。また、置換液に使用するFFPは正常の血漿と比べて、かなり希釈されています。このため、FFPを大量に用いて置換した際にも希釈により膠質浸透圧の低下をきたし、低血圧が生じやすくなります。

⇒**対応**：下肢挙上、補液やアルブミン補充、血漿交換の交換比率を上げる。出血傾向のある患者は、出血の検索も必要。

■アナフィラキシー

　FFPなどの置換液や抗凝固薬などの薬剤によりアナフィラキシーを起こし、これにより血圧低下をきたすことがあります。そのため、血漿交換開始後の発赤・発疹などの皮膚所見の出現や、呼吸症状の出現などに注意して観察する必要があります。

⇒**対応**：原因薬物や治療の中止。アドレナリン筋注などアナフィラキシー治療に則った対応を行う。

■迷走神経反射

多くは穿刺に伴う疼痛や、治療に際して緊張や不安で血圧低下を起こすことがあります。

出血傾向

■抗凝固薬の使用によるもの

血漿交換に限らず、体外循環には抗凝固薬の投与がほぼ必須で行われています。

■血漿中の物質の除去によるもの

血漿交換は血漿中の物質が非特異的に除去されます。そのため、血漿中の物質は凝固因子も含めて低下します。フィブリノゲンや凝固因子の第XIII因子は半減期が長く、産生速度が遅いです。血漿交換に使用する置換液をFFPにすることや、自然な回復を待つほど治療間隔をあけられないときには、FFPによる凝固因子の補充を検討します。

■肝不全の病状による出血傾向

肝不全では凝固能の異常や血小板減少が出現します。これにより、出血傾向をきたします。

電解質異常

■高ナトリウム血症

FFPに含まれるクエン酸ナトリウムにより、ナトリウム負荷が原因となり高ナトリウム血症をきたします。

■低カルシウム血症

FFPに含まれているクエン酸により、血中カルシウムがキレートされて低カルシウム血症をきたします。クエン酸は肝代謝であるため、肝不全による肝機能低下患者の血漿交換では、より注意が必要です。低カルシウム血症では、しびれや不随意運動などのテタニー症状が出現します。高度な低カルシウム血症では、心電図上のQT延長から致死的な不整脈をきたすこともあります。グルコン酸カルシウムの投与を検討します。

■代謝性アルカローシス

FFPに含まれているクエン酸が代謝されると重炭酸イオン（$HCO_3{}^-$）となるため、この増加により代謝性アルカローシスになります。無症状のことが多いですが、代謝性アルカローシスが進むと、テタニー症状を生じることがあります。この際には、血漿交換の速度を下げることや、比率を下げてクエン酸負荷を下げることを検討します。

回路内凝固

血液透析よりも低血流量であることもあり、回路内に血液が滞留する時間が長く、血

漿交換により凝固因子が除去されます。出血傾向がなく、使用禁忌でなければ抗凝固薬としてヘパリンの持続的投与を行います。ヘパリンへのアレルギーや出血傾向があり、ヘパリンを使用できない際には、低分子ヘパリンやナファモスタットメシル酸塩を使用します。

　一般的にはACT 150〜200秒程度、APTTを正常の1.5〜2倍程度を目標としますが、ACTやAPTTでは凝固時間のモニタリングができないため、回路内の圧や回路内血栓の有無の観察も必須です。

感染

　血漿交換を含め、血液浄化療法を行うために確保した血管アクセスを介した感染症である、カテーテル関連血流感染症（catheter-related bloodstream infection；CRBSI）は、原因のはっきりしない発熱や敗血症が疑われる場合には必ず鑑別に挙げなければなりません。全身状態の悪い患者に緊急に血管アクセス確保を行い、血液浄化療法を行っている背景もあり、CRBSIにより重症化するリスクも高いです[6]。CRBSIにより、入院期間の延長や死亡率の上昇にもつながるため、カテーテル挿入時の清潔操作とカテーテルの適切な管理、必要のなくなったカテーテルの早期抜去が必要です[7]。

■ 引用・参考文献

1) "J039血漿交換療法". 診療点数早見表. 2018年4月版［医科］. 東京, 医学通信社, 2018, 635-8.
2) 野入英世ほか編. アフェレシス療法ポケットマニュアル. 第2版. 東京, 医薬薬出版, 2012, 342p.
3) 厚生労働省「難治性の肝・胆道疾患に関する研究」班. 急性肝不全の診断基準2015年改訂版.
4) 谷口巧. 急性肝不全. 救急・集中治療. 32 (2), 2020, 477-82.
5) 田中伸枝ほか. 血漿交換. 前掲書4). 424-35.
6) Stevenson, KB. et al. Epidemiology of hemodialysis vascular access infections from longitudinal infection surveillance data : predicting the impact of NKF-DOQI clinical practice guidelines for vascular access. Am J Kidney Dis. 39 (3), 2002, 549-55.
7) Pronovost, P. et al. An intervention to decrease catheter-related bloodstream infections in the ICU. N Engl J Med. 355 (26), 2006, 2725-32.

19

敗血症患者に対するサイトカイン吸着療法

横井英人　横須賀共済病院 救急科 医長

Case

70代、男性。無職。

現病歴：1カ月前から倦怠感と腰背部の違和感を自覚していたが次第に症状が悪化し、39.0℃の発熱を認め救急外来を受診した。血液検査およびCT検査の結果（**図1**）、尿管結石に伴う水腎症および複雑性尿路感染症と診断され、泌尿器科病棟で入院加療となった。

既往歴：前立腺肥大、尿管結石、尿路感染症。

入院時バイタルサイン：意識清明、呼吸数20回/min、脈拍92回/min、血圧123/66 mmHg、体温39.2℃、SpO_2 98 %（room air）。入院時血液検査所見：WBC 18,400/μL、Hb 12 g/dL、PLT $32×10^4$/μL、BUN 36 mg/dL、Cr 1.32 mg/dL、AST 33 U/L、ALT 20 U/L、T-Bil 0.5 mg/dL、CRP 18.5 mg/dL。

入院後経過：第1病日／抗菌薬（TAZ/PIPC）、細胞外液1,000 mL/dayの補液。第2病日／午前中に尿管ステント留置、1日尿量500 mL/day、41.0℃の発熱、頻脈出現。第3病日／意識障害と血圧低下が出現し救命救急センターへ移動。

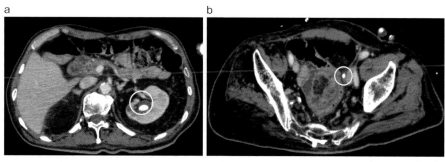

図1　CT画像
左腎結石と腎盂の拡張（a）、さらに左尿管結石（b）を認める。

Part 2　救急・ICUの呼吸・循環管理ケーススタディ

Caseで使用するME機器

● 持続的血液濾過透析装置（CHDF）　◀ feature!

ここはチェック！ 確認ポイント

■乏尿の継続に伴う溢水

　◆ 胸部X線検査で心拡大や肺水腫の有無を確認する。

■高K血症

　◆ 心電図変化の有無を確認する。

■コントロール不良な尿毒症や代謝性アシドーシス

　◆ 意識やバイタルが安定しているかを確認する。

　　※特に循環動態が不安定であればCHDFを選択する。

解説

鑑別診断の決め手

　診断は複雑性尿路感染による敗血症性ショックでまず間違いないでしょう。まれに気腫性腎盂腎炎という、致死率の非常に高い尿路感染症に進行していることがあります。CT検査で除外できますが、余裕がない場合はエコーも有用です。気腫性腎盂腎炎の場合は、緊急の腎摘出術を検討しなければなりません。

見るべきポイント

　尿路感染による敗血症は、入院中急激にショックに陥ることが多々あります。脱水による循環血液量減少に加え、炎症による血液分布異常が加わることで早急にショックに移行するので、あらかじめ十分な補液が必要です。

　この症例では、入院中に十分な補液と尿量減少時の対応が遅れた可能性があります。また尿管ステント留置術の直後は、発熱やショックを起こすことがしばしばみられます。第2病日の段階で救命救急センターでの全身管理が必要だったかもしれません。さらにいうと、既往歴から抗菌薬耐性の病原微生物の関与を想定しなければなりません。

第3病日の血液検査所見：WBC 32,500/μL、Hb 15 g/dL、PLT 8×10^4/μL、BUN 120 mg/dL、Cr 3.84 mg/dL、AST 685 U/L、ALT 537 U/L、T-Bil 2.2 mg/dL、CRP 40.5 mg/dL、Na 150 mEq/L、K 7.5 mEq/L、Cl 110 mEq/L。

動脈血液ガス分析（room air）：pH 7.11、$PaCO_2$ 12 mmHg、PaO_2 105 mmHg、HCO_3^-

6.0 mmol/L、BE－18.4 mmol/L、Lac 18 mmol/L。

尿検査：pH 5.2、尿蛋白（3＋）、尿潜血（3＋）、尿WBC（3＋）、亜硝酸（2＋）、混濁（1＋）。

各種培養：血液培養/2セット4本ともGNR→ESBL産生大腸菌と同定。尿培養/GNR→ESBL産生大腸菌と同定。

治療の流れ

　ショックの治療はABCの安定化に尽きます。本症例では気管挿管を施行し、人工呼吸管理下において集中治療を行いました。十分な細胞外液補充と循環作動薬を投与することで血圧の改善を図りつつ、抗菌薬（TAZ/PIPC）をMEPMにescalationしました。

　しかし、改善しない代謝性アシドーシスと無尿、コントロール不良な高カリウム血症のため持続的血液濾過透析（CHDF）を行いました。透析膜としては、サイトカインを吸着する仕組みをもつことで敗血症を対象に保険収載されている、AN69ST膜（セプザイリス）を選択しました。

　第4病日にはショックを離脱し、循環作動薬類を中止でき、第5病日には自尿2,500 mL/dayを認め、BUN 42 mg/dL、Cr 1.71 mg/dLまで腎機能改善を認めたためCHDF終了とした。第6病日には抜管し救命救急センター退室となり、一般病棟で継続加療後に第16病日に退院となった。

▌血液浄化療法のポイント

敗血症治療の歴史とサイトカイン吸着療法の位置付け

　敗血症（sepsis）は感染症への罹患を契機に、急速に心臓や肺、腎臓などの重要臓器に機能不全を引き起こし、生命を脅かす疾患です。なかでも重篤な循環障害と細胞代謝異常を呈するものを敗血症性ショック（septic shock）といい、高い致死率で知られています。欧州集中治療医学会（ESICM）と米国集中治療医学会（SCCM）のメンバーからなる委員会によって立ち上げられたSSC（Surviving Sepsis Campaign）は、今となっては救急医であれば誰もが知る敗血症治療のコンセンサスであり、2004年初刊のSSCG（Surviving Sepsis Campaign Guidelines）発行から4年ごとに4回改訂され、質の高いガイドラインとなっています。

　さて、敗血症におけるサイトカイン吸着療法やエンドトキシン吸着療法などを総称す

る血液浄化療法についてですが、敗血症の原因微生物由来PAMPsや侵襲により体内から産生されるDAMPs、そしてこれらがもたらすサイトカインを除去し一連の応答反応の連鎖を断ち切る治療として、血液浄化療法は理論的には非常に魅力的です。しかし、日本版敗血症診療ガイドライン2016（J-SSCG2016）では、わが国で開発されたエンドトキシン吸着療法であるポリミキシンB固定化カラムを用いた血液灌流（PMX-DHP）について取り扱われており、標準治療として実施しないことを弱く推奨しています。

　一方、J-SSCG2016では広義の血液浄化療法について、こちらも推奨なしと位置付けられています。さらにJ-SSCG2020においてもPMX-DHPについて再び実施しないことを弱く推奨するとなったままです。すなわち、臨床現場においては有効であるという報告は散見するものの[1, 2]、**推奨に至るまでの十分なエビデンス構築には至っていない**のが現状です。

　海外で広く使用されるPMMA膜やAN69ST膜は、構造上サイトカイン吸着能が期待され、特にAN69ST膜は日本で敗血症および敗血症性ショックを対象として治験が行われ[3]、血液濾過膜へのサイトカイン吸着性を示し、保険収載されました。まだ十分なエビデンスとして認知されていませんが、本症例のように急性腎障害（AKI）による緊急透析の絶対適応の患者に対して、通常の透析膜を使用するより、理論的にはより効果が期待できるAN69ST膜を使用するのは有用かもしれません。

■ 引用・参考文献 ■

1）Vincent, JL. et al. A pilot-controlled study of a polymyxin B-immobilized hemoperfusion cartridge in patients with severe sepsis secondary to intra-abdominal infection. Shock. 23 (5), 2005, 400-5.
2）Cruz, DN. et al. Early use of pilymyxin B hemoperfusion in abdominal septic shock. The EUPHAS randomized controlled trial. JAMA. 301 (23), 2009, 2445-52.
3）Shiga, H. et al. Continuous hemodiafiltration with a cytokine-adsorbing hemofilter in patients with septic shock: a preliminary report. Blood Purif. 38 (3-4), 2014, 211-8.

20

集中治療室で行う腎不全の治療
—CHDF（持続的血液濾過透析）—

大塚 剛 国立病院機構 横浜医療センター 救急科 医長

Case

72歳、女性。発熱、意識障害、ショックのために救急搬送された。GCS E2V3M5、呼吸数30回/min、心拍数120回/min、血圧86/44 mmHg、体温39.0℃。精査の結果、腎盂腎炎による敗血症性ショックの診断でICUへ入院した。急速輸液を1,500 mL投与したが血圧上昇乏しく、ノルアドレナリンを開始したが全身状態の改善はいまだ乏しく、血液ガス分析でpH 7.1、$PaCO_2$ 35 mmHg、HCO_3^- 10.8 mmol/L、乳酸高値、BUN 108 mg/dL、Cr 4.8 mg/dLと循環不全や腎障害によるアシデミアを認め、Kは6.0 mEq/Lと高値の状態である。

Caseで使用するME機器

● CHDF装置　　feature!

ここはチェック！ 確認ポイント

◆ 血液浄化療法の適応は何か？

◆ 血液浄化療法の限界、抗凝固薬を理解しているか？

◆ 血液浄化で改善しない場合には何を考えるか？

解説

　敗血症性ショックにおける治療は、まずはABCDEの安定化と感染症治療です。ABCDEの治療とともに培養採取・早期抗菌薬投与開始、ドレナージ治療が必要かどうかも検討します。そのうえで改善がなければ血液浄化を検討します。

血液浄化の適応

　血液浄化のABCDEは、以下の通りです。

A：acidosis/acidemia：アシドーシス、アシデミア

B：blood urea：尿毒症

C：congestion：溢水

D：drug：薬物除去

E：electrolyte abnormalities：高カリウム血症

　敗血症時には初期はA、B、E、経過中にCが適応として加わってくることが多いです。施行のタイミングについては、AKIガイドラインでは「体液量、電解質、酸塩基平衡の致死的になりうる変化がある場合に速やかにRRTを開始する（グレードなし）」と記載されています[1]。また"敗血症性AKIに対して早期の腎代替療法を行うか？"（KDIGO Stage 2 vs Stage 3または古典的絶対適応）については、日本版敗血症診療ガイドライン2020では推奨レベルには至っていません[2]。

　絶対的適応の各項目の値についても明確に定義されたものはありませんが、pH 7.15〜7.2未満、BUN 70〜110 mg/dL以上、K 6.0 mEq/L程度を一つの目安としています[3, 4]。本患者では輸液、昇圧薬、人工呼吸管理でも上記データが改善せず、血液浄化療法を開始することにしました。

血液浄化療法の限界

　本患者では循環動態が不安定のため、CHDF（持続的血液濾過透析）を選択しました。まずは血液浄化の違いとして、間欠的HD（透析室やクリニックで行っている、いわゆる"透析"）と持続的であるCHDFの流量を比較したいと思います。

　間欠的HDの脱血量は150〜200 mL/min、透析液の量は500 mL/minという設定です。通常これを4時間程度行っています。これに対してCHDFの脱血量は80〜150 mL/minと、間欠的HDに比較すると少ないです。間欠的HDでは動静脈を吻合したシャントから脱血しますが、CHDFでは静脈内に留置したカテーテルからであり、脱血量が多いと血圧低下をきたします。そもそも透析液や濾過流量が少ないために、脱血量を増やしても効率は大して上がらないことを理解しましょう。

　CHDFでの透析液流量や濾過流量はそれぞれ300〜500 mL/h、合計で600〜800 mL/hの設定、保険請求上の観点から透析液と補充液の合計を15〜20 L/dayに設定している施設が多いと思います。間欠的HDの透析液流量500 mL/minに対し、CHDFの透析液流量は300 mL/h程度、これはすなわち5 mL/minと非常にわずかな流量なのです。そのため回路内での"拡散"や"濾過"の効果はわずかです。分子量にもよりますが、正常な腎臓の10分の1程度の機能と考えてよいでしょう。そのためCHDFを施行していれば安

心・万能というものではなく、やはり原疾患の治療徹底が重要となります。

抗凝固薬

　敗血症患者では播種性血管内凝固症候群（DIC）をきたすことも多く、特に凝固亢進型DICになるのが特徴です。そのため回路が閉塞しやすくなります。回路閉塞により、治療の中断、コスト増大、返血できなければ失血することにもなります。そのため活性凝固時間（activated coagulation time；ACT）を150〜200秒でコントロールしていきます。実臨床ではACTが十分に延長しているにもかかわらず、回路が閉塞、APTTは延長していない状況に時々遭遇します。ACTとAPTTが相関しない患者が一部いることがわかっています[5]。そもそもACTとAPTTは測定方法が違うため、その活用には注意が必要です。ヘパリンを低用量で用いるような状況（透析、CRRT、ECMO、PE/DVT治療）ではAPTTの信頼性が高く、ヘパリンを高用量で用いる状況（心臓/血管手術、冠動脈インターベンション）ではACTの方が信頼性が高くなります。そのためACTでうまくいかない場合には、APTTを測定してコントロールすることが必須です。

　日本の血液浄化中の抗凝固薬は、未分画ヘパリンとナファモスタットメシル酸塩が代表的です。欧米ではクエン酸ナトリウム（Na）を用いることもあり、国際ガイドライン（KDIGO）においても推奨されていますが、クエン酸Naによる透析時にはカルシウム（Ca）フリー、低Naの透析液の使用が望まれるので、日常では行いにくい状況です[6]。ナファモスタットメシル酸塩の半減期は8分のため出血リスクが低いといわれることが多いと思いますが、添付文書上、半減期β相は23分で、そもそもヒトの心拍出量を考えると1〜2分あれば全身を巡ってしまうため、ナファモスタットメシル酸塩ならば安心とはいいきれません。敗血症患者ではストレス性急性胃粘膜障害、カテーテル刺入部からの出血、ドレナージのための外科的処置による出血などのリスクがあるため、ACTやAPTTのこまめなモニタリングが重要となります。

血液浄化で改善しない場合には？

　感染症の治療が奏効し、ABCDEが安定してくれば、CHDF開始とともに各種指標は改善するはずです。改善が乏しい場合には次のような鑑別を考えます。

・代謝性アシドーシス：非閉塞性腸管虚血症（non-occlusive mesenteric ischemia；NOMI）、ビグアナイド系薬内服、肝不全、ビタミンB_1欠乏（透析では水様性ビタミンは抜ける）、重度の下痢、血管内容量低下、ケトアシドーシス

・高カリウム（K）血症：溶血、横紋筋融解症、腫瘍崩壊症候群、薬剤性高K血症（ST合剤、ナファモスタットメシル酸塩、NSAIDs、ARB、ACE阻害薬など）

・高尿素窒素（BUN）血症：消化管出血、蛋白負荷、蛋白異化、脱水（除水が速い）

　特にNOMIは高齢者、透析患者、大血管手術後などが危険因子であり、循環不全による腸管虚血のために起こります。血管収縮薬を高用量で用いることで虚血が助長されます。致死率が高い重篤な疾患なので、乳酸値が改善しない場合にはNOMIを疑い、腎障害があっても造影CTの検討が必要です。

血液浄化からの離脱

　患者の状態が安定してきたら、CHDFからの離脱が可能かどうか検討します。腎障害からの回復期には尿とともに酸、BUN、Kが排泄されますが、この時期の尿は水利尿はあるもののこれらの物質の排泄が不十分な希釈尿であり、また蘇生中に投与したNa負荷が重なり、血清Naが上昇傾向になります。胃管からの白湯や5％ブドウ糖投与でNa補正を行っていく必要も出てきます。

　除水の方法には自然な利尿、利尿薬併用、血液浄化を用いる方法があります。それぞれの特徴をみていきます。

■利尿薬

　フロセミドをワンショットずつ投与する方法と持続投与法があります。持続投与の方が尿量や血圧の変動が少ないです。副作用で低K血症になった際は塩化カリウム（KCL）やアスパラKの持続投与、内服薬の投与で対応します。また代謝性アルカローシスにもなりますが、介入せずそのまま放置されている光景も目にします。代謝性アルカローシスには以下のような害があることを認識しておいた方がよいでしょう[7]。

・全身動脈収縮による脳灌流低下、冠動脈血流低下
・代償性の低換気
・低K血症、イオン化Ca低下、低マグネシウム（Mg）血症、低リン（P）血症、テタニー
・痙攣、せん妄誘発

院内死亡オッズが1.21と増加することもいわれています[8]。

■血液浄化

　CHDFでの除水継続も可能であり、循環が安定していれば間欠的HDへ切り替えることも可能です。除水量を設定すれば計画的な除水が可能です。透析液のK濃度が低いため、低K血症の際には補充が必要です。また抗凝固薬の継続が必要となるため、易出血性や薬剤そのものによる副作用には注意する必要があります。

アシデミアの改善とともに血圧が安定し、ノルアドレナリンを中止し、輸液を減らすことができた。徐々に自尿を認めるようになった。回路が詰まるまではCHDFを用いて除水を行ったが回路交換のタイミングでCHDFを中止し、以降は利尿薬の投与で除水を行った。最終的に溢水も改善し、呼吸状態の安定化を確認して抜管した。

■循環管理とアセスメントのポイント

血液浄化が本当に必要か、敗血症に対する初期治療が十分に行えているか？

"血液浄化を開始すれば万全"ということはありません。腎臓の機能を一部サポートしているにすぎません。基本的な初期治療を徹底しましょう。

血液浄化を行っても改善しない理由は？

患者の状態が改善しない場合には、もう一度各プロブレムの鑑別診断を挙げ直し、評価をしましょう。

ICU退室まで患者管理の油断は禁物

血液浄化の離脱がみえてくると、確かに安心します。しかし利尿期にはそれなりの変動があります。この時期の安定した管理ができてこそ質の高い管理といえます。

血液浄化が必要な敗血症患者治療の一連の流れを理解して、決して器械に振り回されることなく、使いこなせるようになりましょう。

■ 引用・参考文献 ■

1) KDIGO AKI Working Group. KDIGO clinical practice guideline for acute kidney injury. Kidney Int Suppl. 2, 2012, 1-138.
2) 日本版敗血症診療ガイドライン2020特別委員会. 日本版敗血症診療ガイドライン2020. 日本集中治療医学会雑誌. 28 (Supplement), 2020.
3) VA/NIH Acute Renal Failure Trial Network. Intensity of renal support in critically ill patients with acute kidney injury. N Engl J Med. 359 (1), 2008, 7-20.
4) RENAL Replacement Therapy Study Investigators. Intensity of continuous renal-replacement therapy in critically ill patients. N Engl J Med. 361 (17), 2009, 1627-38.
5) Szalados, JE. et al. Use of the activated coagulation time and heparin dose-response curve for the determination of protamine dosage in vascular surgery. J Cardiothorac Vasc Anesth. 8 (5), 1994, 515-8.
6) 奥田晃久ほか. クエン酸による持続血液透析の施行経験. 日本集中治療医学会雑誌. 20 (4), 2013, 653-4.
7) Adrogué, HJ. et al. Management of life-threatening acid-base disorders. Second of two parts. N Engl J Med. 338 (2), 1998, 107-11.
8) Libório, AB. et al. Increased serum bicarbonate in critically ill patients: a retrospective analysis. Intensive Care Med. 41 (3), 2015, 479-86.

Part 2　救急・ICUの呼吸・循環管理ケーススタディ

INDEX

■ 読者のみなさまへ ■

このたびは本増刊をご購読いただき、誠にありがとうございました。編集部では今後も皆さまのお役に立てる増刊の刊行をめざしてまいります。本書に関するご感想・提案などがございましたら、当編集部（E-mail：emergency@medica.co.jp）までお寄せください。

Emer-Log 2021年 秋季増刊（通巻429号）

ナース・研修医のための
救急・ICUで使うME機器

Emer-Log エマログ

2021年10月1日　第1版第1刷発行

編　集：竹内 一郎

発行人：長谷川 翔

編集担当：太田真莉子・木村有希子・江頭崇雄・井奥享子

編集協力：有限会社 メディファーム、伊与田麻理萌

発行所：株式会社メディカ出版　〒532-8588 大阪市淀川区宮原3-4-30 ニッセイ新大阪ビル16F

電話　06-6398-5048（編集）　0120-276-591（お客様センター）

03-5776-1853（広告窓口／総広告代理店（株）メディカ・アド）

https://www.medica.co.jp　E-mail emergency@medica.co.jp

印刷製本：三報社印刷株式会社

定価（本体3,200円＋税）　ISBN978-4-8404-7339-2

●無断転載を禁ず。●乱丁・落丁がありましたら、お取り替えいたします。

Printed and bound in Japan